汉竹编著·健康爱家系列

U0393611

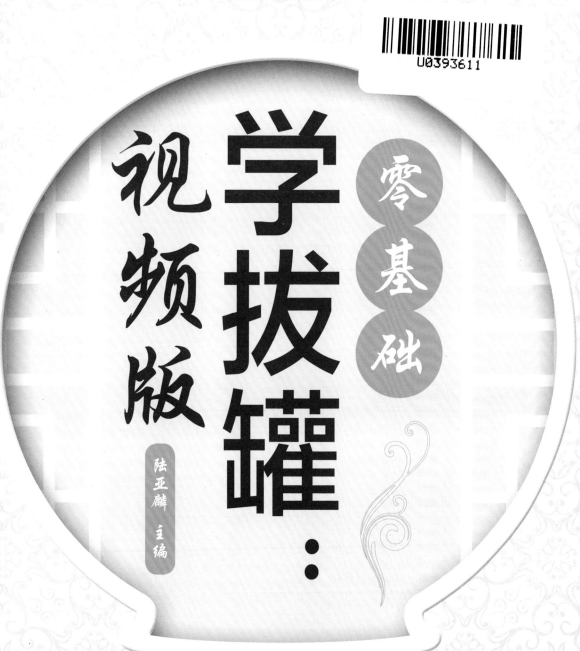

零基础

视频版 学拔罐：

陆亚麟 主编

江苏凤凰科学技术出版社

全国百佳图书出版单位

·南京·

图书在版编目（CIP）数据

零基础学拔罐：视频版 / 陆亚麟主编 . — 南京：江苏凤凰科学技术出版社 , 2021.10
（汉竹·健康爱家系列）
ISBN 978-7-5713-2050-8

Ⅰ . ①零… Ⅱ . ①陆… Ⅲ . ①拔罐疗法—基本知识 Ⅳ . ① R244.3

中国版本图书馆 CIP 数据核字 (2021) 第 140371 号

中国健康生活图书实力品牌

零基础学拔罐：视频版

主　　　编	陆亚麟
编　　　著	汉竹
责 任 编 辑	刘玉锋
特 邀 编 辑	张　瑜　薛莎莎　仇　双
责 任 校 对	仲　敏
责 任 监 制	刘文洋

出 版 发 行	江苏凤凰科学技术出版社
出版社地址	南京市湖南路 1 号 A 楼，邮编：210009
出版社网址	http://www.pspress.cn
印　　　刷	合肥精艺印刷有限公司

开　　　本	720 mm × 1 000 mm　1/16
印　　　张	13
字　　　数	260 000
版　　　次	2021 年 10 月第 1 版
印　　　次	2021 年 10 月第 1 次印刷

标 准 书 号	ISBN 978-7-5713-2050-8
定　　　价	39.80 元

图书如有印装质量问题，可向我社印务部调换。

导读

拔罐时间越长越好吗?

不同罐印分别提示何种疾病状态?

长期拔罐会不会对人体有副作用?

……

拔罐是一种中医传统理疗方法,操作简单、方便易行、安全有效,是大众常用的防病治病方法。拔罐产生的真空负压有较强的吸拔力,可以吸除局部存在的风、寒、湿、热、瘀等邪气,使皮肤充血,从而使经络气血得以疏通,脏腑功能得以调整,达到防治疾病的效果。

本书首先详细介绍了罐具种类、拔罐方法以及注意事项等;其次重点介绍了一些常见病症以及人体保健的拔罐疗法,并且区分了证型,辨证拔罐,效果更好。书中的每一个拔罐步骤都配有真人演示图和操作视频,让读者精准取穴,拔罐不再是难题。

本书图文并茂,方便理解,可操作性强,零基础爱好者也能轻松学会拔罐!

看罐印，快速判断身体状况

　　拔罐后人体皮肤表面会出现多种变化，比如颜色上，健康的人拔罐后皮肤会微微发红，但很快会恢复正常；体内有寒邪、热邪、血瘀的人，拔罐后皮肤表面会呈现深红色、紫色、青色等变化；湿气较重的人局部会有水珠，甚至起水疱。那么不同颜色的罐印分别代表什么含义？能反映出身体什么样的状况呢？下面为大家介绍几种常见罐印所反映出来的身体状况。

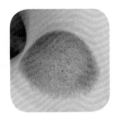

罐印鲜红

罐印鲜红——热证及风邪

　　罐印鲜红而艳，一般提示体内有热，多为阴虚有热或气阴两虚，说明人体处在一个上火的状态，过敏体质属于风热证者也可出现此印迹。如果在走罐时快速出现大面积鲜红色痧印，罐印不高出皮肤，且痧印在走罐后很快部分或全部消退，则说明除热邪之外，体内还有风邪存在。如果集中在某穴及其附近，那么表示该穴所在脏腑存在病邪。

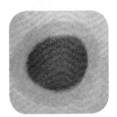

罐印深红或出现丹痧

罐印深红——热证及血瘀

　　罐印深红，与前述鲜红色相比发暗发乌，表示身体内热邪与瘀血并存，颜色越鲜亮，则热邪的比例越高，颜色越偏深，则血瘀占的比重越大。深红色是拔罐最常见的疾病颜色之一，时常伴有瘀点或瘀斑存在。

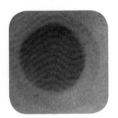

罐印紫色

罐印紫色——血瘀证

　　罐印为紫色多提示血瘀证，表明身体内有瘀血存在。如果罐印的颜色为紫色，偏红偏鲜，则代表体内瘀血与热邪并存，瘀血的产生可能是由热邪所导致；如果颜色为紫色，偏青偏深甚至紫黑色，则代表体内瘀血与寒邪并存，瘀血的产生可能是由寒气阻滞经络血脉而来；如果颜色为淡紫色，偏淡偏白，则代表身体气血较为虚弱，自身的能量无法带动血液正常运行，而导致了瘀血的产生。

罐印青色——寒证及阳虚

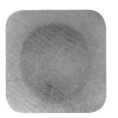

罐印发青有斑块

罐印发青一般表示身体内有寒邪，或身体阳气不足，不能维持气血的正常运行，阳气不足推动血液无力，则会兼有血瘀，总体处在一个偏寒的状态，如肾俞穴出现青色，表示肾阳不足。

罐印有散点或瘀斑——病情较重

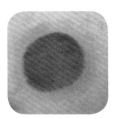

罐印有瘀斑

罐印有散点、痧点，或瘀点、瘀斑多表明身体病情较重。散点、痧点多伴随鲜红色、深红色罐印产生，多代表热邪较重；瘀点、瘀斑多伴随紫色、青色罐印产生，多代表血瘀较重或寒邪较重。若未出现此类斑点，则可以认为该部位病邪程度相对较轻。

罐印有水珠或起水疱——湿邪较重

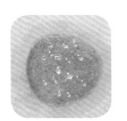

罐印有水珠

起罐后罐印上出现小水珠，或者出现小水疱，多表明体内湿气较重。部分湿气极重的人，在留罐过程中还会在罐体上出现一层水雾。不过需要注意的是，留罐时间过长或局部皮肤状况不好的人，也会在罐印上出现一些水疱，这类情况不作湿气较重理解。

目录

第一章 学好这些，拔罐轻松入门

第二章　新手拔罐 18 问

第三章 常见小病小痛，一拔就见效

第四章　给老爸老妈拔罐，保身体康健

第五章　女性拔罐，祛湿散寒气色好

第六章　男性拔罐，大补阳气身体壮

第七章　日常拔罐，保健养生

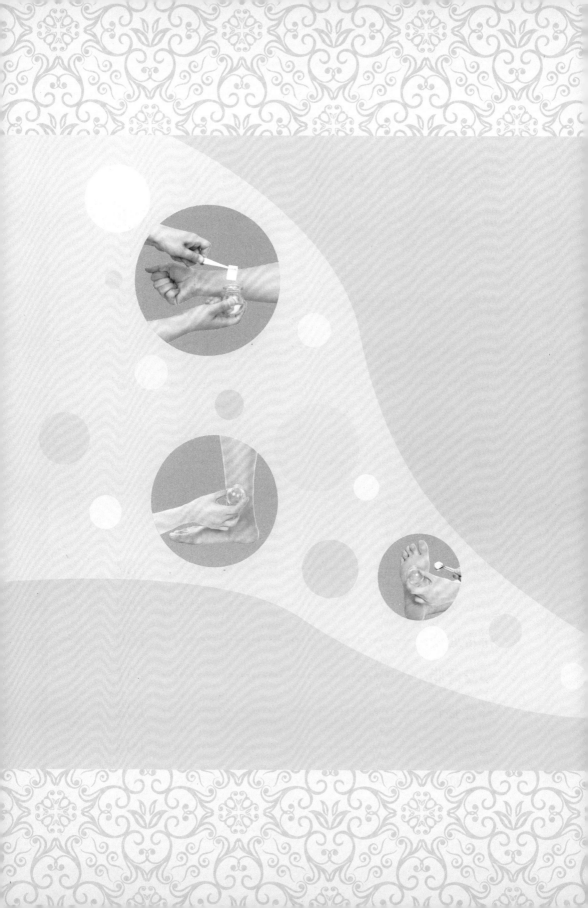

第一章

学好这些，拔罐轻松入门

　　说到如何学习拔罐，拔罐该怎么入手这些问题，我们首先要明白拔罐的作用是什么，治病原理是什么，然后再去学习拔罐的操作手法、注意事项等，最后才是临床实践。学习拔罐是一个循序渐进的过程。

为什么拔罐可以治病

中医原理

中医认为，拔罐之所以能够祛病强身，是因为拔罐可以双向调节人体功能，使人体正常运行。比如，当人体的脏腑功能低弱时，就强化它们的功能；当人体的脏腑功能过于强大时，就削弱它们的功能。

总体来说，拔罐疗法是通过平衡阴阳、疏通经络气血、祛湿散寒来达到祛病强身的目的。

平衡阴阳

中医认为，在正常情况下，人体内各种脏腑处于一种有机协调的状态，这种状态可以称为阴阳平衡。当这种平衡被打破时，人就容易生病，即通常所说的"阴盛则阳病，阳盛则阴病"。所以，要想不生病，就要协调阴阳，使之重新达到相对平衡的状态。而拔罐疗法之所以能够产生疗效，正是因为可以通过刺激经络穴位来调整某些脏腑的功能，使人体内的阴阳重新达到平衡的状态。

疏通经络气血

中医认为，人体内存在着一个经络系统，它们纵横交错，遍布全身，将人体各个组织器官联系成一个有机整体，并运行周身气血，营养全身。当经络系统当中的某一部分遭到破坏时，整个系统就会受到影响，疾病因此产生。而拔罐疗法正是在经络气血凝滞时，通过对经络穴位的刺激作用，以疏通气血，改善脏腑功能，行气活血，从而赶走疾病。

祛湿散寒

寒则气凝，瘀则气滞；气行则血行，气滞则血瘀。由于寒、气、血互为因果，从而形成气滞血瘀的病变。拔罐可以祛风散寒、祛湿除邪，其作用原理是利用拔罐的吸力，将充斥在身体表面、经络穴位，甚至是身体组织器官内部的风寒、瘀血、痰湿、热毒等外邪吸拔出来，这样就可以有效防治某些疾病。

现代医学原理

现代医学认为，拔罐疗法之所以可以治疗疾病，是因为拔罐通过对皮肤表面的吸拔，对人体各部分器官产生了一定的刺激作用，从而改善了人体的新陈代谢，提高了人体的免疫能力。

机械刺激作用

拔罐时火罐吸拔在皮肤上，这种吸拔力可以使局部皮肤的毛细血管充血、破裂，破坏血管内的红细胞，使人体出现自身的溶血现象。除此以外，这种吸拔力可以通过皮肤、血管感受器等对大脑皮层产生刺激作用，并使之兴奋或者受抑制。实验表明，当用轻而缓的手法拔罐时，可使神经系统受到抑制；当用强而急的手法拔罐时，可使神经兴奋。拔罐通过对吸拔力大小的调节和对吸拔部位的不同刺激，来改善人体的脏腑功能，从而形成一种良性刺激。

调节免疫功能

研究发现，拔罐可使白细胞总数增加，同时通过机械性刺激与出血、充血等作用，可提高白细胞的吞噬能力，继而可提升机体的防御免疫能力。

温热刺激作用

在拔罐过程中，火罐中的温热刺激可以使局部皮肤的血管扩张，并促进其血液循环，加速新陈代谢，改善局部组织的状态，增强器官组织的活力。这些都对治疗疾病有一定的作用。

解毒作用

拔罐时产生的负压可使局部血管破裂，从而可以直接将堆积在局部的代谢废物排出，同时能改善皮肤的呼吸作用，更有利于汗腺与皮脂腺的分泌，帮助排毒、解毒，促进人体新陈代谢。拔罐还对热毒内郁外发所致的便秘、精神不振、乏力、头昏、腰酸、腿软等亚健康状态有改善作用。

良性双向调节作用

拔罐具有良性的双向调节作用。比如，在中脘穴拔罐，当胃肠处于抑制状态时，拔罐可兴奋胃肠功能；当胃肠处于兴奋状态时，拔罐可抑制胃肠功能。再比如在天枢穴拔罐，当人体出现便秘时，拔罐可起到通便的作用；当人体出现泄泻时，拔罐又可起到止泻的作用。拔罐的这种良性双向调节作用是与疾病好转相一致的。

了解拔罐工具，工欲善其事，必先利其器

要想学习拔罐，首先要了解各种罐具的优缺点。学会选择适合自己的罐具，可以起到事半功倍的效果。现在常用的罐具有陶瓷罐、玻璃罐、抽气罐、竹罐等。

罐具的种类

陶瓷罐

陶瓷罐是陶罐和瓷罐的统称，在北方比较常见，多是用陶土涂黑釉或黄釉后烧制而成的。口平，底平，内外光滑，中间略大，两端略小，一般长 4~9 厘米，直径为 3~8 厘米，厚薄适宜，罐口光滑。

陶瓷罐是使用火力排气法抽成真空吸附于皮肤，优点是价格低廉，吸拔力大，易保管，易于消毒，适用于多个部位；缺点是罐具较重，不便携带，易碎，不透明，无法观察罐内皮肤颜色的变化，不利于控制拔罐时间，目前较少使用。

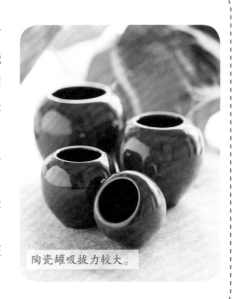
陶瓷罐吸拔力较大。

玻璃罐

玻璃罐是用耐热玻璃烧制而成，腔大口小，罐口边缘略突向外，是目前较为常用的一种罐具。按罐口直径及腔的大小，可分为不同的型号。玻璃罐的优点是造型美观，边缘光滑，质地透明，便于观察吸拔部位的皮肤充血、瘀血情况，便于掌握拔罐时间，特别适用于走罐法；缺点是容易破碎，导热较快，使用不当易烫伤皮肤。

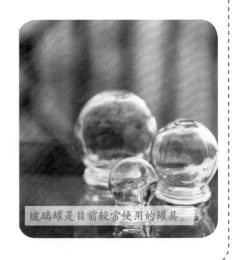
玻璃罐是目前较常使用的罐具。

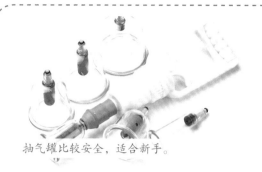

抽气罐比较安全，适合新手。

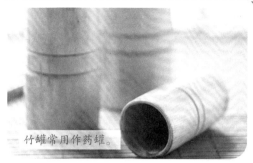

竹罐常用作药罐。

抽气罐

抽气罐是利用机械抽气原理使罐内形成负压，通过抽气孔部分控制吸拔力度，材质一般为硬质塑料。它采用罐顶活塞来控制抽气和排气，不用点火，不会烫伤皮肤，保证了安全，而且可控制抽气量和吸拔力度，透明罐体也便于观察吸拔部位。抽气罐是传统罐具的一种改进，适合新手。缺点是无温热感，不能走罐，使用成本高，且一次只能吸附为数不多的几个罐。

竹罐

竹罐是用直径 3~5 厘米坚固无损的竹子，制成 6~8 厘米或 8~10 厘米长的竹管，一端留节作底，另一端作罐口，刮去青皮及内膜制成形如腰鼓的圆筒，用砂纸磨光，使罐口光滑平整。此类罐在有竹子的地区使用较多。

竹罐的优点是方便易得，可使用药液浸泡后用作药罐；缺点是材质不透明，不能观察内部情况，容易干裂漏气。

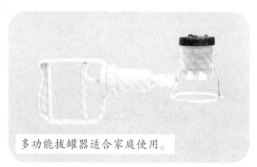

多功能拔罐器适合家庭使用。

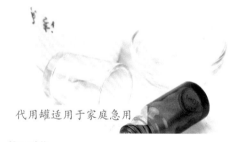

代用罐适用于家庭急用。

多功能拔罐器

目前市场上有很多适合家庭使用的多功能拔罐器，这种拔罐器的优点是罐体透明，易于观察罐体内皮肤变化；罐口尺寸多样，适合人体各个不同部位；罐口边缘厚而外翻，适应多种手法（如走罐法、留罐法等）；吸力大，容易调节罐内负压；坚韧耐用，易清洗消毒。

代用罐

凡是口小且光滑、腔大、有吸拔力的容器（如罐头瓶、玻璃茶杯、药瓶等）均可代替上述罐具临时应用，应注意选择罐口平整光滑、耐热的器皿。代用罐的特点是可以就地取材，以应急需，适用于家庭急用。

拔罐的辅助器具

燃料

　　酒精是拔罐过程中经常要用的燃料。拔罐时，一般要选用浓度为 75%～95% 的酒精，如果身边没有酒精，可用度数稍高的白酒代替。

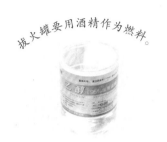
拔火罐要用酒精作为燃料。

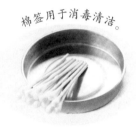
棉签用于消毒清洁。

消毒清洁用品

　　拔罐前要准备一些消毒清洁用品以便对器具和拔罐部位进行消毒，比如棉签、酒精脱脂棉球等。

润滑剂

　　常用的润滑剂一般包括凡士林、植物油、石蜡油等。还有一些润滑剂是具有药用疗效的，如红花油、松节油、按摩乳等，具有活血止痛、消毒杀菌的功效。

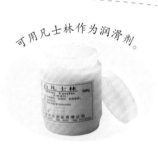
可用凡士林作为润滑剂。

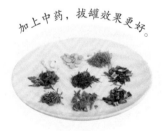
加上中药，拔罐效果更好。

药物

　　药物常用于浸泡罐具（主要是竹罐）或涂于患处，用来加强拔罐的疗效。药物配方主要是根据不同病情选择不同中草药。常用的中草药有伸筋草、桂枝、桃仁、细辛、红花等，有活血化瘀、舒筋活络、温经散寒、清热解毒的作用。

⚠ 小贴士

　　在拔火罐的过程中，可能会因操作失误而出现皮肤烫伤，所以，最好在拔罐前准备好纱布、医用胶带、龙胆紫和其他一些治疗烫伤的药膏等。

拔罐都有哪些禁忌

　　了解了拔罐的工具，还要知道拔罐的一些禁忌，以免陷入什么病、什么人、什么情况下都能拔罐的误区。当出现某些疾病或处于特殊情况时，要咨询专业人士，谨慎拔罐。

哪些人不适合拔罐

　　❶ 分清体质，一般来说体质虚弱者不宜拔罐。比如 6 岁以下儿童、70 岁以上老人，不宜拔罐；形体消瘦、皮肤失去弹性而松弛者，也不宜拔罐。

　　❷ 有重度水肿、中度或重度心脏病、心力衰竭、肾功能衰竭、肝硬化腹水者，恶性肿瘤患者，不宜拔罐。

　　❸ 有出血倾向的患者不宜拔罐，如血小板减少性紫癜、白血病、血友病、毛细血管脆性试验阳性等。

　　❹ 有传染性皮肤病、皮肤严重过敏、局部皮肤破损溃烂者，不宜拔罐。

　　❺ 精神失常、精神病发作期、狂躁不安及破伤风、狂犬病等痉挛抽搐不能配合者，不宜拔罐。

　　❻ 局部有疝疾史、静脉曲张、癌肿等不宜拔罐。

　　❼ 孕妇、女性月经期不宜拔罐。

哪些部位不适合拔罐

　　❶ 心前区、破损处、瘢痕处、乳头、骨突出部位均不宜进行拔罐治疗；在肚脐、皮肤细嫩处拔罐时，要减少留罐时间，以防起疱。

　　❷ 妊娠女性的下腹部、腰骶部、乳房等部位，以及合谷穴、三阴交穴、昆仑穴等不宜拔罐。

　　❸ 五官及前阴（外生殖器、尿道口）、后阴（肛门）处不宜拔罐。

什么情况下不适合拔罐

　　❶ 醉酒、过饥、过饱、过渴、过度疲劳时不宜拔罐。

　　❷ 同一部位，罐印未消退前，不可再拔罐。

　　❸ 女性尽量不要在月经期拔罐，否则可能会使经期延长，血量增加。

　　❹ 急性关节损伤者，局部忌用拔罐疗法。

　　❺ 拔罐时患者如果出现痛灼难耐，施罐部位起水疱或较远端发凉、麻木、疼痛等局部异常反应，或出现心慌、头晕、冷汗、恶心、呕吐、面色苍白、呼吸急促、脉细数，甚至昏厥等症状时，应暂停拔罐。

掌握拔罐的方法，拔罐时才能游刃有余

拔罐的方法指的是操作罐体的方式。根据病情的需要，对皮肤采取不同的手法，改变罐体对皮肤的刺激量和刺激范围，从而达到治疗有序、补泻有度、强身祛病的效果。

火罐法

火罐法是指利用燃烧时消耗罐中部分氧气，并借火焰的热力排出罐内部分空气，使罐内气压低于外面大气压，从而将罐体吸附于皮肤上的拔罐方法。其吸拔力的大小与罐具的大小和深度、罐内燃火的温度和方式、扣罐的时机与速度，以及在扣罐时空气再进入罐内的多少等因素有关。如罐具深且大时，要在火力旺时扣罐，罐内热度高，扣罐动作要快，下扣时再进入罐内的空气较少，这样，罐的吸拔力大，反之则小，可根据需要灵活掌握。

闪火法 用止血钳夹住酒精棉球，挤出多余酒精，点燃棉球后，伸入罐内旋转一圈即抽出，再将罐扣在需拔罐的部位。操作时应注意不要蘸太多酒精，以免燃烧时火焰随酒精流溢。火焰应伸至罐中、底部，以利于排净空气。同时为避免罐口过热烫伤皮肤，火焰不宜在罐内停留过久，以免罐具过热。

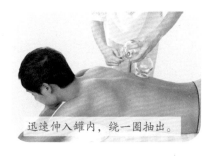

迅速伸入罐内，绕一圈抽出。

贴棉法 将蘸有酒精的棉片贴于罐底或中部，点燃1秒钟后扣拔。此法多用于侧向横拔，且酒精不宜蘸太多，以免火焰随酒精流动，扣罐时灼伤人。

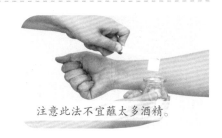

注意此法不宜蘸太多酒精。

投火法 将燃烧的酒精棉球投入罐中，约2秒钟后迅速将罐扣在施术部位。此法适用于侧向横拔，否则容易因为操作不当使得燃烧物落下烫伤皮肤。

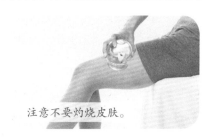

注意不要灼烧皮肤。

水罐法

水罐法是指用沸水煮罐以形成罐内负压的拔罐方法。操作时，先将竹罐放在沸水内煮 3~5 分钟，再用筷子或镊子将罐夹出（罐口要朝下），甩出水液，并迅速用折叠的消毒湿毛巾捂一下罐口，以吸去罐口的水液，降低罐口温度，并保持罐内的热气，然后迅速将竹罐扣在应拔部位，即能吸附在皮肤上。此法吸拔力较小，操作时要快速、准确。

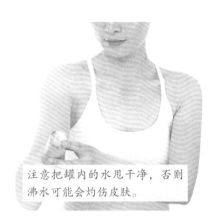

注意把罐内的水甩干净，否则沸水可能会灼伤皮肤。

抽气罐法

先将准备好的抽气罐紧扣在需拔罐的部位，然后将抽气罐和抽气筒相连，用抽气筒将罐内的空气抽出，使罐内产生负压，从而将罐具吸附在皮肤上。此法适用于全身各部位的拔罐。尤其惧怕火罐的初学者，或肢体瘦弱不方便拔火罐的部位，可优先使用抽气罐法（表面可涂以少量油性介质增加吸附力），其安全性更高。

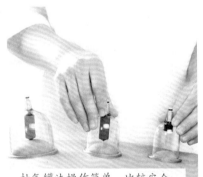

抽气罐法操作简单，比较安全。

⚠ **小贴士**

在选择拔罐疗法的时候，最好先请专业的医生检查下自己的身体是否适合拔罐，再选择适合自己的拔罐器具和拔罐方法，这样才能有更好的拔罐效果。

拔罐疗法，弄清病因再下手

常见的拔罐疗法有走罐法、闪罐法、留罐法、刮痧拔罐法、温灸拔罐法等。不同的拔罐疗法，都有其各自的特点及适用的疾病和部位，我们可根据自身的需要选择。

走罐法

走罐亦称推罐，是指在罐具吸拔住皮肤后，再反复推移罐具，扩大拔罐面积的一种拔罐方法。走罐法兼有按摩作用，在临床中较为常用。拔罐前，先在罐口及走罐部位涂抹一些润滑剂，如液状石蜡、凡士林等，也可根据病情选用红花油、风油精、消炎止痛膏等，以便于滑动罐具，增强疗效。罐具吸拔住皮肤后，用手扶住罐底，用力在应拔部位上下或左右缓慢地来回推拉。推拉时，将罐具前进方向的半边略提起，以另半边着力。一般腰背部宜沿身体长轴方向来回推拉；胸胁部宜沿肋骨走向推拉；肩部、腹部宜在应拔部位旋转推拉；四肢部宜沿长轴方向来回推拉。推拉、旋转的速度宜缓慢，每次推拉移动的距离不宜过长，推拉至皮肤呈潮红、深红、起丹痧点，或者当患者有痛感时应及时停止。

走罐法适宜面积较大、肌肉丰厚的部位，如肩膀脊背、腰臀、大腿等部位，对于急性热病或体表有麻木感，肌肉僵硬有拘谨感，身体有沉重感，长期慢性疼痛等患者很有效。走罐部位多以后背正中，脊柱两侧，两侧胁肋下，大腿前、后侧等肌肉丰厚部位为主，可以祛风散寒、通经活络、伸筋止痛。拔罐时所用罐具的罐口必须十分光滑，防止玻璃缺口划伤皮肤。

罐具吸拔住皮肤后，用手扶住罐底，用力在应拔部位上下或左右缓慢地来回推拉。

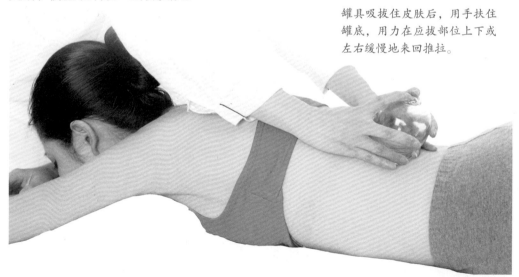

闪罐法

闪罐法是指将罐具吸拔在应拔部位后随即取下，再拔再取，如此反复的一种拔罐方法。操作时，用镊子夹住蘸有适量酒精的棉球，点燃后迅速送入罐底，立即抽出，将罐吸附于施术部位，然后立即将罐取下，如此反复多次，至皮肤潮红、出紫痧点为宜。操作者应随时掌握罐体温度，如感觉罐体过热，可另换罐继续操作。通过反复地拔罐、起罐，对机体有一定的兴奋作用，可以改善局部血液循环及营养供应。闪罐法主要适用于以风邪为主的疾患，如肌肤麻木、疼痛，皮肤瘙痒，肌肉萎缩，脏腑功能减退及各种过敏性皮炎等。脑卒中后遗症也可采用此法。闪罐法吸拔后在皮肤上不留瘀斑，故较适合于面部拔罐。皮肤不平整、容易掉罐的部位也多用此法。

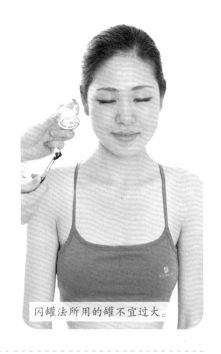

闪罐法所用的罐不宜过大。

留罐法

留罐法又称坐罐法，是拔罐疗法中常用的方法之一，即将罐吸拔住应拔部位后，让罐留置一定时间，直至皮肤出现潮红、充血或瘀血为度。根据所拔罐具数量不同，分为单罐法和多罐法两种。凡病变部位较小或压痛点为一点，可用单罐；病变范围广泛，病情复杂者，用多罐。一般留罐时间为5~10分钟，吸力强的可以留罐时间短些，吸力弱的可以留罐时间长些。儿童及年老体弱者拔罐时，应适当缩短留罐时间。

留罐法可用于各种疾病，寒证，脏腑病，病位局限、固定、较深者，多选用此方法。对其他如经络受邪（外邪）、气滞血瘀、外感表证、皮痹、麻木、消化不良、神经衰弱等病症，也均有疗效。

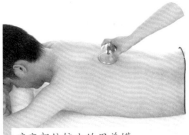

病变部位较小的用单罐。

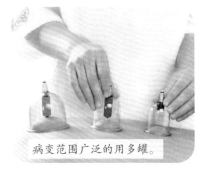

病变范围广泛的用多罐。

药罐法

药罐法可根据需要，选用不同的药物及罐具，也可与走罐法、按摩拔罐法等综合应用。操作时先将药物在水中煮沸一段时间，再将竹罐放入药液中煮 10 分钟，然后用筷子将竹罐夹出，罐口朝下，甩去药液，迅速用折叠的湿毛巾捂一下罐口，以便吸去药液和降低罐口温度，然后趁罐内充满蒸汽时，迅速将罐扣在应拔部位。扣好后，手持竹罐按压约半分钟，使之吸牢。此法适用范围广，疗效好，具有拔罐与药治的双重效果，又因其有温热作用，多用于感受风寒湿邪的痛证。药罐法操作要求高，容易烫伤，操作者需要经过专门训练后才能使用。

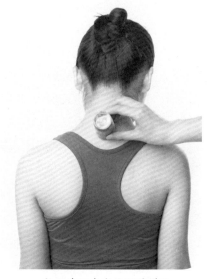

一般不建议在家使用药罐法。

温灸拔罐法

温灸拔罐法指在留罐的同时，加用艾条温灸罐周，或者先拔罐再行灸法。本法兼拔罐和热疗双重作用，艾灸还有温经散寒、疏通经络的功效。此法适宜在寒冷季节进行，对患有虚寒、寒湿病症的人尤为适宜。

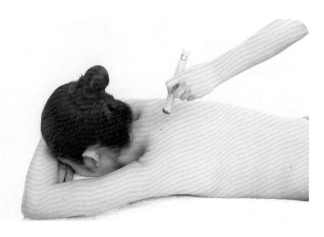

适合虚寒、寒湿比较重的人群。

按摩拔罐法

　　按摩拔罐法将按摩与拔罐相结合，两者可先后进行，两种疗法配合可提高疗效。在拔罐之前实施点按、按揉等手法，对于病情急、疼痛剧烈的病症以及软组织损伤、劳损等症效果明显。

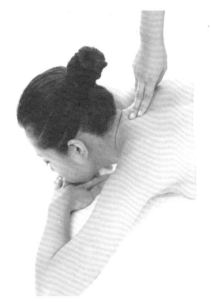

拔罐加上按摩，效果更好。

刮痧拔罐法

　　刮痧拔罐法是指在施术部位涂润滑油，用水牛角刮痧板或汤勺等器具将皮肤刮红，或出现紫斑后再进行拔罐。若病变范围小，用走罐法和多罐受限制，则采用先刮痧再拔罐的方法可弥补这一不足。

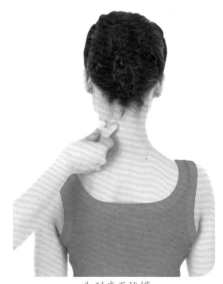

先刮痧再拔罐。

初学者一定要掌握这些拔罐的注意事项

我们都知道拔罐是生活中比较实用的保健方法之一，但是多数人可能不知道，拔罐也是有适用人群和注意事项的。下面为大家介绍一些不能忽视的拔罐注意事项，以保证拔罐安全操作。

做好拔罐前的准备

在拔罐之前先要进行一定的准备工作，这对防止意外发生、提高治疗效果有积极意义。一般来说，在进行拔罐前要做好以下几项准备工作。

1. 选择干净卫生的环境，室内应保持温暖，避开风口，防止患者受凉。

2. 若患者是在过饥、过饱、酒后，或十分疲劳的情况下，应调整饮食，休息后再拔罐。

3. 认真检查罐具质量，不符合规定要求的弃之不用；根据患者所需拔罐部位的不同，选择不同口径的罐具。一般宜选择肌肉丰满，富有弹性，没有毛发和无骨骼、关节凹凸的部位进行拔罐，以防掉罐。

4. 患者的体位正确与否关系着拔罐的效果。正确的体位使患者感到舒适，肌肉能够放松，施术部位可以充分暴露。拔罐采用的体位一般有以下几种。

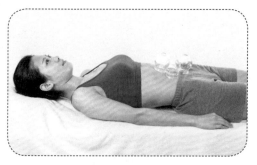

仰卧位：适用于前额、胸、腹及上下肢前面。

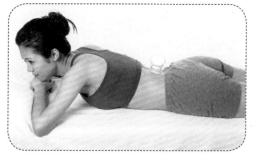

俯卧位：适用于腰、背、臀部及上下肢后面。

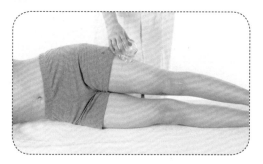

侧卧位：适用于面部、侧胸、髋部及膝部。

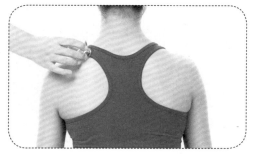

俯伏坐位①**及坐位**：适用于项部、背部、上肢及膝部。

注①：患者坐于椅子上，头部俯伏于桌面。

不同体位选择不同罐具

体位选择的一般原则是既要使患者感到舒适，又要充分暴露拔罐部位，便于操作。罐具数目和口径大小，要根据病情轻重、体质强弱、病患面积大小、年龄及皮肤的弹性等情况而定。如拔罐部位在背、腰、腹、胸、肩、臀、大腿，可用大号罐；如拔罐部位在小腿、上肢，可用中号或小号罐；如拔罐部位在手、足或小的关节，则应用小号罐。吸拔部位平坦、肌肉丰满、皮下脂肪较厚，可用大号罐；吸拔部位窄小、肌肉较薄、皮下脂肪少，可用小号罐。四肢末端的穴位如合谷穴、三阴交穴、太溪穴、内关穴等，由于骨骼凸出，肌肉较少，建议使用抽气罐法，并在皮肤表面涂以少量油性介质，此法将更为便捷。

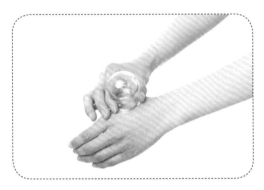

在合谷穴拔罐宜用小号罐。

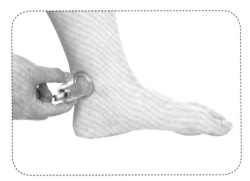

在肌肉较薄处拔罐宜用小号罐。

找准穴位是关键

刺激穴位具有双向调节作用

穴位是人体脏腑经络气血输注出入的特殊部位，是体表与脏腑联系的通道。脏腑和穴位的联系是双向的。从内通向外，穴位可反映脏腑的病痛；从外通向内，脏腑可接受穴位的刺激，防治疾病。从这个意义上说，穴位既是疾病的反应点，又是治疗的刺激点。

找准穴位，拔罐效果才显著

拔罐疗法对疾病的治疗也是通过经络穴位发挥作用的，尤其是治疗脏腑疾病时，拔罐效果更加显著。比如在治疗胃病时，可选用足三里穴进行拔罐治疗，足三里穴是胃经合穴，具有补益脾胃、扶正培元、调和气血、祛邪防病的作用，根据"合治内腑"的理论，刺激足三里穴，可防治胃部病变。

　　有人认为拔罐就是"哪儿痛就拔哪儿"，其实这种情况只适用于软组织损伤类的疾病，对于这类疾病，也要选用最痛的点进行拔罐，治疗效果才明显，而这个最痛的点正是中医所说的"阿是穴"。阿是穴主要是治疗局部病痛。对于其他内科、妇科、儿科疾病来说，选准穴位，正确刺激，才能发挥拔罐疗法的最大作用。因此，在应用拔罐疗法时，找准穴位是取得疗效的关键。

正确拔罐，防止烫伤

　　用火罐时，注意不要烫伤皮肤，棉球蘸酒精量要适中，过多容易滴到皮肤上，发生烫伤；过少则火力不够，拔罐无力，达不到很好的治疗效果。因罐口靠近皮肤，所以点燃的棉球经过罐口时速度要快，以免罐口温度过高，从而烫伤皮肤。用贴棉法时，应注意防止燃烧的棉花脱落；用水罐法拔罐时，注意避免开水和蒸汽烫伤皮肤。

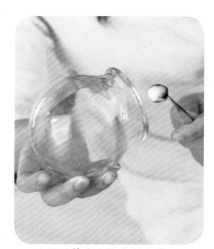

点燃的棉球宜快速经过罐口。

拔罐吸力以患者舒适为宜

　　拔罐的吸力与扣罐时机及速度、罐具的大小、罐内温度等因素有关。用火罐法或水罐法拔罐时，若罐内温度高，扣罐速度快，罐具深而大，则吸拔力大，反之则小。一般以患者感到舒适、能耐受为宜。

拔罐后谨防感染

　　拔罐后，正常皮肤反应一般不需特殊处理，如出现水疱等情况应及时处理，防止感染。若出现感染，可服用抗菌药物。拔罐后，罐具应及时清洗消毒，妥善保管。尤其对于竹罐，应放置在阴凉干燥处，不要暴晒。

拔罐的正常与异常反应

拔罐留下"罐斑"属正常

拔罐时，患者会感觉局部有牵拉、紧缩、发胀、温暖、透凉气、酸楚、舒适等反应，拔罐时部分患者的疼痛感逐渐减轻。当留罐一定时间或施用闪罐法、走罐法等手法后，皮肤颜色与形态会有所变化，形成"罐斑"，局部皮肤可出现潮红、红点、紫斑，甚至出现深红、紫黑、青斑、触之微痛等反应，皮肤的这些变化属正常治疗效应。若患者无明显不适，3~5天后"罐斑"可自然消退，不需做任何处理。

拔罐的异常反应需提防

拔罐期间，如果患者感觉异常，有痛感或者烧灼感，应立即取下火罐，并检查患者有无烫伤。患者精神过度紧张，罐的吸力过大，罐具质量差，边缘不平滑或吸拔时间过长等，都有可能引起患者不适。这时要根据具体情况予以适当处理。

如果拔罐过程中，患者感觉头晕、目眩、恶心、呕吐、冒冷汗、胸闷、心慌、心悸，继而面色苍白、出冷汗、四肢厥逆、血压下降、脉搏微弱，甚至突然丧失意识，出现晕厥，这是晕罐的表现。当患者过度虚弱、疲劳、饥饿、有恐惧心理时，可能晕罐。这时应及时取下罐具，使患者平躺，并抬高患者双脚。轻者喝些温开水，静卧片刻即可恢复；重者可掐按人中、合谷穴等，必要时及时就医。

为了避免拔罐异常反应的发生，拔罐前应注意消除患者的紧张情绪和恐惧心理，拔罐的吸力要掌握好，不可过大，时间不要太久。拔罐过程中应及时询问患者感觉和注意观察罐内的皮肤变化，如有水疱、瘀斑、过度隆起等，应及时处理。对于过度饥饿、疲劳、紧张、饮酒的患者，尽量不要拔罐。

拔罐的时间和疗程安排

拔罐时间及疗程与拔罐的疗效密切相关。只有掌握正确的留罐时间，才能收到满意的治疗效果。

留罐时间灵活把握

闪罐法、走罐法的治疗时间，以局部或罐下皮肤出现潮红或痧块、瘀斑等为度；留罐法则因方法不同，要求待局部出现潮红、紫斑等反应时，一般留罐5~10分钟。使用大号罐留罐时间应稍短，使用小号罐则留罐时间应稍长。年轻力壮者可留罐时间长些，年老体弱者留罐时间要短。新病、轻症留罐时间宜短，旧病、重症留罐时间宜长。头、面、颈、肩、上肢留罐时间宜短，腰背、臀部、腹部、下肢留罐时间宜长。留罐的时间应根据不同的拔罐方法，结合患者的病情和耐受程度，随需而定。

如果没有特殊的要求，临床上一般不支持起疱疗法[①]。当拔罐过程中出现刺痒感，可能是要起疱，要及时起罐。

拔罐疗程有间隔

急性病（感冒、发热等）每天拔罐1次；病情重、疼痛剧烈者每天可拔罐2~3次（拔罐部位要改变）。慢性病每3~5天拔罐1次。特殊手法致瘀斑、痧块等应待其消退后再拔，一般3~5天拔罐1次，亦可交替选穴，每日1次。一般治疗6~9次为1个疗程，间隔3~5天，再进行第2个疗程。急性病治疗2~3次，慢性病治疗2~3个疗程无明显效果，应改用其他疗法。

注①：起疱疗法是用一些对皮肤有刺激性，使局部皮肤充血、起疱，甚至引起发疮的药物敷贴于穴位或患处的一种外治法。

起罐的方法及起罐后的处理

起罐是拔罐过程中的最后一个步骤，根据所用罐具和吸拔方法的不同，一般可分为手工起罐法、自动起罐法和特殊起罐法三种。

手工起罐要轻缓

手工起罐时，用一只手轻按罐具，使之向一侧倾斜，另一只手以食指按住对侧罐口处的皮肤，使罐口与皮肤之间形成空隙，待空气进入，吸力会逐渐消失，罐具自落。使用手工起罐法时切不可硬拉或旋转罐具，以免损伤皮肤。

自动起罐更安全

适用于有自动起罐装置的罐具。起罐时，提拉气门芯，让空气从气嘴进入罐内使罐脱落。

特殊罐起罐有技巧

用贮药罐时，特别是所拔部位为水平面（如患者为俯卧位，在其背部拔罐时），应先将患者拔罐部位调整为侧位后，再起罐。用挤压罐起罐时，用力挤压罐具，则负压消失，罐具自落。

起罐后要谨防外邪侵袭

起罐后，用消毒纱布或干棉球轻轻擦去罐斑处的小水珠、润滑剂等。若局部出血或治疗疮痈时，起罐后，应用医用酒精或碘酒消毒，再用无菌敷料覆盖伤口，以防感染。若出现水疱，可用无菌针刺破，抹干后涂龙胆紫或碘伏。若局部皮肤紧绷不适，可轻轻按揉，使其放松。起罐后局部皮肤出现紫红斑点属正常反应，无需特别处理。

起罐后，患者应适当休息一下，注意防寒保暖。若拔罐部位有痒感，患者切不可挠抓，以免感染。注意夏季拔罐之后，不可吹风扇、空调等，以防风邪侵入体内。

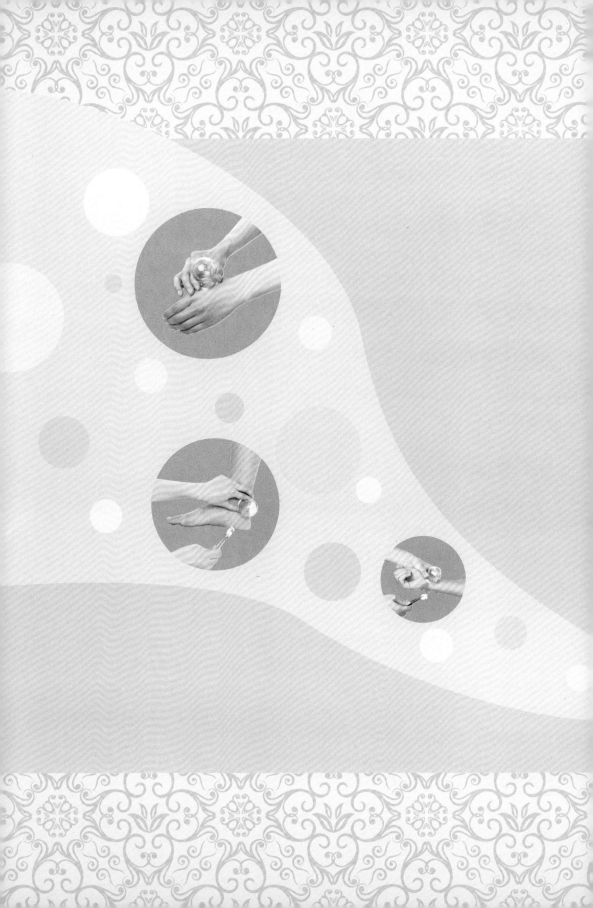

第二章

新手拔罐 18 问

拔罐是一种物理疗法，看似上手简单，操作起来却问题多多。本章为大家解答新手在拔罐时容易遇到的一些问题，想要学习拔罐的新手，一定不要错过！

第1问 拔罐能补虚吗

中医认为，人体虚的概念是指气血不足。产生体虚的原因主要有经脉不通畅和营养不足两方面。拔罐疗法是一种外治的方法，可以促进气血流通，达到补虚的效果，能够治疗由于经脉不通畅造成的虚证，但是不能治疗营养不足所造成的体虚。明白了这个道理，采用拔罐法治病也应当注意饮食，保证营养的均衡，不要刻意不吃某种食物，以免造成营养缺乏。如果有足够的营养供应，那么拔罐的效果会更好。如果拔罐补虚效果不佳，就应当考虑食疗的问题了。对于一般的长期慢性疾病，只要正常饮食就可以保证人体所需要的营养，不必矫枉过正。如果伴随着一些乏力虚弱的感觉，这也是正常现象，因为人体有一个调节的过程，会慢慢地自我恢复，不必担心。当然，同时加入食补的话，效果会更快、更好。

第2问 是不是哪里痛就拔哪里

很多人认为拔罐是哪里痛拔哪里，其实，这是一种治疗误区。在特定腧穴或疼痛部位拔罐适用于大多数疼痛类疾病，但具体操作时，要在肌肉肥厚的部位留罐，对于局部肌肉浅薄的部位，如头、面部等，一般用闪罐法。另外，人体的一些特殊部位是不宜拔罐的，如体表大血管处、静脉曲张处、肌肤松弛的部位、五官以及前后阴部，还有妊娠期妇女的腹部和腰骶部也是禁止拔罐的。如果存在自发出血性疾病，或局部有皮肤破溃损伤、传染性皮肤疾病或恶性皮肤肿瘤等，也不宜在局部拔罐。

第3问 罐印颜色是不是越深越好

有这样一个误区，无论是刮痧，或是拔罐，大家都觉得治疗后皮肤颜色越深说明病情越严重，或者觉得皮肤颜色越深治疗效果越好，其实这种认识是不正确的。拔罐以后，皮肤之所以发红、发紫，主要是因为毛细血管破裂。一开始可能是发红，时间长了，就会发紫。到底呈现什么颜色，与个人体质及所患病证特点相关，不能一概而论。

成年人拔罐时间一般为 10 分钟左右，未成年人拔罐时间应控制在 5 分钟以内。千万不要因为罐印颜色浅而延长时间，这是非常错误的做法。

第4问 火罐法和抽气罐法，哪个效果更好

火罐法和抽气罐法的基本原理是一样的，都是在罐内形成负压从而吸附在皮肤上。但是拔火罐有温热的刺激，而拔气罐没有温热刺激，所以拔火罐相较于拔气罐的效果更优，拔气罐则操作更简单，不容易造成烫伤，自己在家操作比较安全。

第5问 拔罐后有什么要注意的

拔罐后的注意事项：第一，在 3~5 小时内不能洗澡。第二，拔罐后避免用手去触碰拔罐处皮肤。第三，拔罐后一定要注意保暖，防止受凉。建议每次拔罐的时间不要太长，以 5~10 分钟为宜，以免造成局部皮肤过度损伤。

第6问 拔罐后能洗澡吗

拔罐是利用表皮负压原理，发挥疏通经络、祛除体内邪气的作用。拔罐后，皮肤、毛囊等组织处于松弛张开的状态，此时容易感受风寒湿邪，所以不能马上洗澡。拔罐后要注意保暖，避免寒邪侵入，要预防感冒。建议拔罐后至少3个小时，或者是半天后再洗澡，而且要洗热水澡。如果出现皮肤破损或有皮肤过敏的情况，这些部位最好两三天内不要沾水，等局部罐印基本消失，或症状消除，或破损处结痂，方可沾水，以免感染。

第7问 为什么有的人拔罐一段时间后感到浑身无力、虚弱呢

拔罐不仅作用于局部，对距离罐口较远的部位也会产生影响，会引起血液迅速流通，但是体虚的人难以在短时间内调动足够的血液，所以可能引起身体的暂时虚弱，这属于排病反应①的一种形式。

若出现浑身无力、虚弱的情况，在拔罐的时候，应注意同时上罐的数量不要太多，以4~5个为宜；注重饮食的营养搭配以及充分的休息。如果持续较长时间浑身无力、虚弱，应该休息一段时间。对于这种状况，建议与药物疗法相结合，内服外调能够促进气血更好地生成、运行，才能达到更好、更快的疗效。

注①：排病反应又称好转反应，是指在中医治疗的过程中，身体机能有所恢复，抗病能力增强后排邪外出所表现出的一些特殊机体反应。

第8问 拔罐是否要对应季节

一年四季都可以拔罐，但相对而言，气温较高时，如夏天，拔罐更好。夏天拔罐不仅因为衣服穿得少拔罐方便，更重要的一个原因是夏天气温较高，人体正气较盛，且邪气多聚集于体表，拔罐更容易实现祛邪的效果，而且效果更好。同时，人们都提倡冬病夏治，所以拔罐可以提高免疫力。有时能降低冬天患病的概率。

第9问 什么样的病拔罐效果好

根据世界卫生组织关于健康问题和有关疾病的国际统计分类，得出拔罐疗法共涉及 19 大类系统，病种 363 个，其中对于肌肉骨骼系统的疾病如肩周炎、颈椎病、腰椎间盘突出症、腰肌劳损、关节扭伤，内科病如哮喘、感冒、咳嗽、面瘫、头痛、失眠、胃痛、腹泻、便秘、消化不良、痛经、更年期综合征、风湿性关节炎、脑梗后遗症、肥胖、疲劳综合征，皮肤病如痤疮、荨麻疹等有良好疗效。

例如，当感冒、头昏、鼻塞、肩背酸痛时，在肩膀和后背上拔上几个火罐，立时会感觉肩背松快、头脑清醒。

慢性咽炎：药物治疗往往难以令人满意，可要是时不时地在脖子前面的天突穴拔个罐，会让你迅速不那么"堵得慌"。

慢性鼻炎：在后背脊柱两侧的膀胱经第一侧线走罐治疗，效果非常好。

痛经：拔罐对寒湿凝滞型和气滞血瘀型的痛经效果明显，非经期时可在腹部的中极穴、归来穴、关元穴和背部的肝俞穴、肾俞穴上拔罐。

运用拔罐疗法还可以消除疲劳、恢复体力、养颜美容，是家庭美容保健的好帮手。

第10问 拔罐时间越长越好吗

药物可以治疗疾病，但不是药吃得越多，疾病就好得越快。同样的道理，拔罐治疗的时间也是有讲究的，根据罐具大小、材质、负压力度的不同，拔罐时间也不一样，如小号罐拔罐时间稍长，大号罐拔罐时间稍短一些。同时，季节的变化也影响拔罐时间，通常建议夏季留罐时间控制在5分钟左右，冬季留罐时间以10分钟为宜。拔罐疗法有单纯的拔罐治疗，还有与艾灸、按摩结合在一起的治疗，此时拔罐的时间不可过长，一般5~8分钟起罐。拔罐时间过长会引起疼痛等不适症状。

拔罐疗法越来越受到重视，它不仅能治疗疾病，还有一定的预防保健作用，所以很多人会不定期进行拔罐。

第11问 拔罐有没有什么坏处

如果拔罐时留罐时间比较长，或罐中的负压比较大，那么可能会导致患者皮肤起水疱，处理不当的话还可能会出现局部皮肤的感染。拔罐之后皮肤毛孔处于舒张状态，外界寒气容易入侵体内，所以，拔罐后一定要注意局部的保暖，如果在拔罐后立即洗澡，刚刚结束拔罐后的皮肤毛孔仍处于打开状态，会较平时更容易着凉。

第12问 拔罐的补和泻是什么意思

拔罐疗法可补可泄。《黄帝内经·灵枢·经脉》篇中云："盛则泻之，虚则补之"，乃其补泻的基本原则。比如补法，用罐数量要少，引气集中一处。如想补肾，就在肾俞穴拔罐；补脾胃，就在中脘穴和足三里穴拔罐。如果拔的地方太多会将气血分散，达不到补益的效果，反而耗伤气血。一般来说，补罐和泻罐的区别有以下几点。

从力度上： 通常是以拔罐的负压要大，施罐要快扣，病人自觉气被吸出为泻；而拔罐力道小，并且施罐较缓扣，病人可感暖气透入为补。

从数量上： 多罐力度大、久留罐、局部青紫为泻，闪罐力度轻、局部潮红为补。

手法技法： 刺络拔罐为泻，循经走罐为补。

拔罐法是一种常用的中医外治法，临床治疗效果与施罐负压力度大小的关系密切，因为吸拔力度大小所造成的负压程度是影响补或泻的一个重要因素。因此，掌握熟练的操作手法至关重要。罐法的补泻操作手法应遵循中医因人而异的治疗原则。体壮气盛者，宜用大号罐高压快扣，留罐时间长的方法，可达到泻的目的；而体弱体虚者，宜用小号罐低压缓扣的手法，以达到补的目的。

通常，在理疗店拔罐时总是满后背都被拔上，这主要是将气血引入膀胱经，起到通阳排毒的作用，但对于气血虚弱的人并不适合。所以，拔罐也是很有讲究的，不可莽撞行事。

第13问　同一个位置可以反复拔罐吗

同一个位置不可以反复拔罐，因为拔罐的目的是在短时间内通过罐具形成负压，使罐吸附于皮肤上，并集中局部血液的流量，加速血液循环，达到祛病健体的目的。如果同一位置拔罐次数偏多，就会造成血液过于集中，形成瘀滞，毛细血管过度受损。拔罐的时候更不可以拔满全身，这样会影响治疗效果，需要把握一些重点部位进行治疗保健。

第14问　罐口部位的皮肤比周围皮肤略高而且硬是怎么回事

因为罐口部位通过负压吸拔局部皮肤，所以出现该部位皮肤高而且硬的情况，这属于正常现象。一般后背穴位容易出现这种情况，罐口部位的皮肤比周围皮肤略高，同时伴有该部位的皮肤略硬、缺乏弹性、粗糙等现象，这种情况会在停罐后的短暂时间内逐渐减轻和消失。

第15问　女性月经期间能拔火罐吗

经期是不适宜拔火罐的，因为拔火罐是借助热力排出空气产生负压而使罐吸附在皮肤上，加速了血液循环，有温经祛寒、清热解毒的作用。因此，女性不宜在经期采用拔火罐治疗月经不调和痛经，否则容易造成经血突然增多、经期延长，对健康不利。

第16问 儿童能拔罐吗

儿童可以拔罐。儿童由于正在生长发育，脏腑娇弱，机体功能脆弱，容易受到病邪侵袭。当出现感冒、咳嗽、哮喘以及消化不良、腹胀、便秘、腹泻等疾病时，可以采用拔罐疗法进行治疗保健。平时在背部拔罐，作用于膀胱经，可振奋阳气，提高免疫力。在给儿童拔罐时要注意掌握好时间，每次不能超过 5 分钟，时间过长容易出现皮肤起疱的情况。如果儿童有血液病、皮肤肿胀、血小板减少等疾病史，一般不建议或禁止拔罐。

第17问 拔罐后会感染吗

拔罐疗法是一种以安全、便捷为特色的中医外治法，只要操作正确，不会对人体有任何伤害，没有创口也就不会感染，拔罐结束后用酒精擦拭罐口即可。

第18问 拔罐能减肥吗

拔罐疗法通过对皮肤的吸拔，达到刺激经络和腧穴的作用，借此来调整脏腑的功能。拔罐虽然是拔在皮肤上，但可以通过皮部去调整经络脏腑的功能，所以对减肥有一定的作用。

不过，对于拔罐减肥的期望值不建议抱太高，它有一定的效果，但是并不能作为减去脂肪的主要方法，减肥主要还是靠"管住嘴、迈开腿"，拔罐只能起到辅助作用。

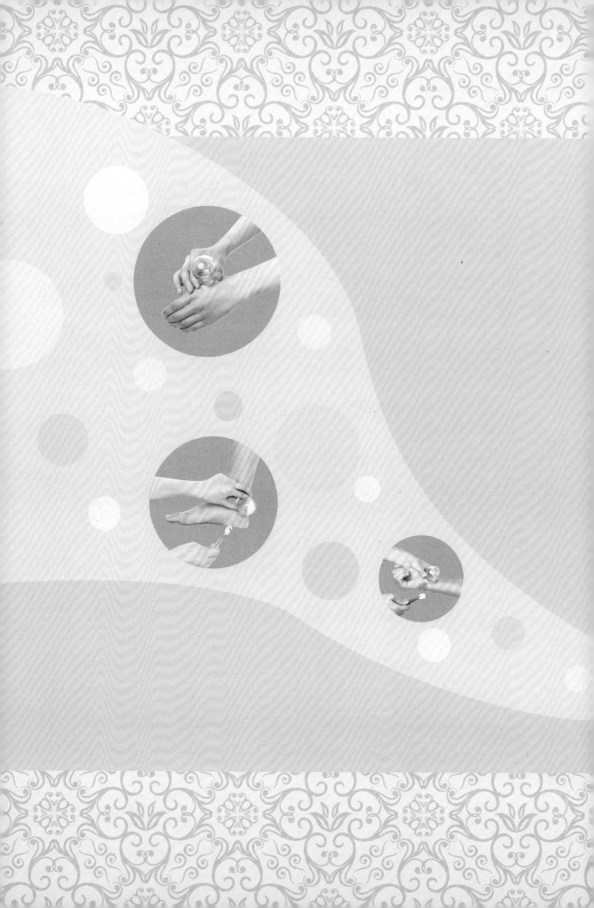

第三章
常见小病小痛，一拔就见效

拔罐疗法来源于民间，经过长期防病治病实践，再通过历代医家的总结、充实和提高，罐具、罐法多样化，施术部位广泛，适用范围不断扩大，能辅助治疗的疾病也日益增多。凡用之得当，都可收到良好的疗效。

注：本书中所有步骤图均为示意图，实际操作中不隔衣物，同时要根据自身情况选择合适的体位。

感冒

　　感冒是感受风邪所导致的常见外感疾病，常表现为鼻塞、流涕、打喷嚏、咳嗽、头痛、恶寒、发热、全身不适等。根据病因不同，可分为风寒型、风热型两大类，需辨证施治。

> 注意个人卫生，保持室内空气流通，加强锻炼，增强体质。

风寒型感冒可同时服用解表药和姜糖水，注意保暖。

风寒型感冒

风寒型感冒

💗**发病原因** 风寒外邪侵袭人体，人体不能抵御风寒而发病。

➕**症状表现** 明显怕冷，发热较轻，不出汗，头痛，肢节酸疼，鼻塞声重，时流清涕，喉痒，咳嗽，痰稀薄色白，口不渴。舌苔薄白，脉浮。

🔄**治法** 解表散寒。

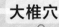

大椎穴

生姜大枣粥

生姜 10 克，大米 100 克，大枣 5 颗。大米淘洗干净；生姜切碎；大枣洗净，去核。将所有食材放入锅中，加适量水熬成粥即可。

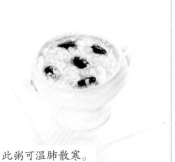

食疗方

此粥可温肺散寒。

大椎穴如何取

拔罐大椎穴
在大椎穴处吸拔，留罐 5~10 分钟。再用艾条温和灸 3~5 分钟，直到有温热感为宜。

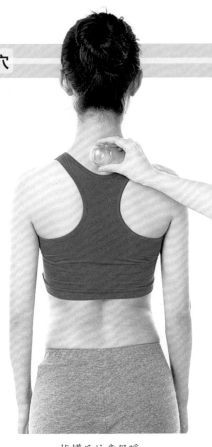

拔罐后注意保暖。

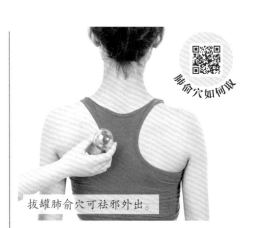

拔罐肺俞穴可祛邪外出。

拔罐肺俞穴

在背部膀胱经连续走罐，至皮肤发红为度。走罐后在肺俞穴留罐5~10分钟。

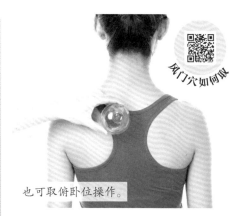

也可取俯卧位操作。

拔罐风门穴

在背部膀胱经连续走罐，至皮肤发红为度。走罐后在风门穴留罐5~10分钟。

| 列缺穴 | 肺俞穴 | 尺泽穴 | 风门穴 |

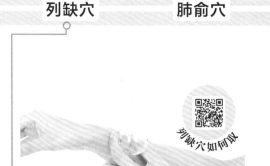

如肢体瘦小操作困难，可选择小号抽气罐，皮肤表面涂少量油性介质以增加吸附力。

拔罐列缺穴

先按揉列缺穴3分钟，再选择小号罐吸拔，留罐5~10分钟。然后用艾条温和灸该穴位3~5分钟，直到有温热感为宜。

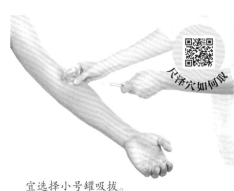

宜选择小号罐吸拔。

拔罐尺泽穴

先按揉尺泽穴3分钟，再选择大小合适的罐吸拔，留罐5~10分钟。然后用艾条温和灸该穴位3~5分钟，直到有温热感为宜。

风热型感冒

风热型感冒

（❤发病原因）风热外邪侵袭人体，邪热犯肺。

（➕症状表现）身热明显，怕风，汗出不畅，头胀痛，咳嗽，痰黏或黄，咽燥，鼻塞。舌苔薄白微黄、边尖红，脉浮数。

（ℹ治法）解表散热。

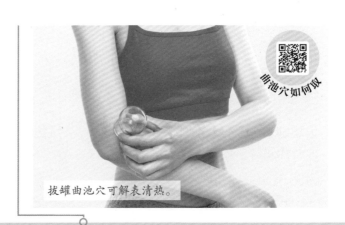

曲池穴如何取

拔罐曲池穴

先按揉曲池穴 3 分钟，再选择小号罐吸拔，留罐 5~10 分钟。

拔罐曲池穴可解表清热。

合谷穴 **曲池穴** **外关穴**

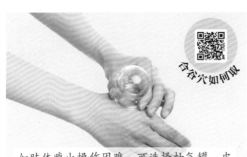

合谷穴如何取

如肢体瘦小操作困难，可选择抽气罐，皮肤表面涂少量油性介质以增加吸附力。

拔罐合谷穴

先按揉合谷穴 3 分钟，再选择小号罐吸拔，留罐 5~10 分钟。

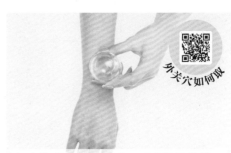

外关穴如何取

如肢体瘦小操作困难，可选择抽气罐，皮肤表面涂少量油性介质以增加吸附力。

拔罐外关穴

先按揉外关穴 3 分钟，再选择小号罐吸拔，留罐 5~10 分钟。

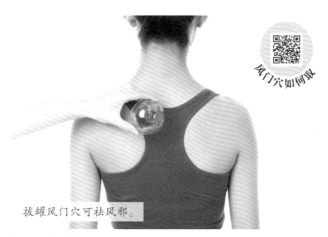

风门穴如何取

拔罐风门穴可祛风邪。

拔罐风门穴

在背部膀胱经连续走罐，至皮肤发红为度。走罐后在风门穴留罐 5~10 分钟。

风门穴　　　肺俞穴

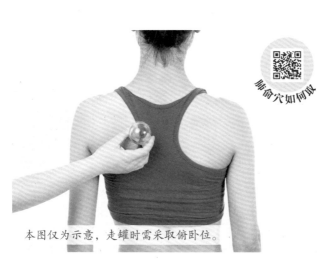

肺俞穴如何取

本图仅为示意，走罐时需采取俯卧位。

拔罐肺俞穴

在背部膀胱经连续走罐，至皮肤发红为度。走罐后在肺俞穴留罐 5~10 分钟。

咳嗽

　　咳嗽是由肺失宣降，肺气上逆引起的，有声无痰为咳，有痰无声为嗽，但一般多痰声并见，故常咳嗽并称。咳嗽也是上呼吸道感染，急、慢性支气管炎等呼吸系统疾病的主要症状，可能由吸入物、呼吸道感染等许多复杂因素综合作用引起。

风寒袭肺型咳嗽

发病原因 感受风寒，皮毛闭塞，肺失宣肃，肺气上逆而致。

症状表现 咳嗽声重，咽痒，痰白稀薄，常伴鼻塞、流涕。

治法 散寒，宣肺，止咳。

拔罐肺俞穴

选择大小适宜的火罐①，采用走罐法，在背部膀胱经循行部位连续走罐，至皮肤发红为度。走罐后在肺俞穴处吸拔，留罐 5~10 分钟。

注①：本书拔罐示意图以火罐做示范，具体用什么罐具可自行选择，生活中以火罐和抽气罐较为常见。

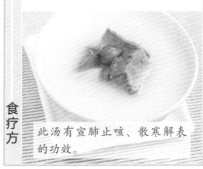

食疗方

杏仁猪肺汤

猪肺 100 克，苦杏仁、姜、盐各适量。苦杏仁洗净；姜洗净切片；猪肺切小块，用开水汆烫，去除血水，捞出洗净。将猪肺块、苦杏仁和姜片一起放入砂锅中，加入适量水，大火煮沸后转小火煲 1 小时至熟，再加盐调味即可。

此汤有宣肺止咳、散寒解表的功效。

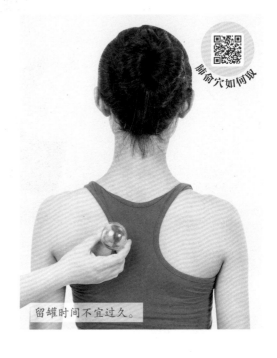

留罐时间不宜过久。

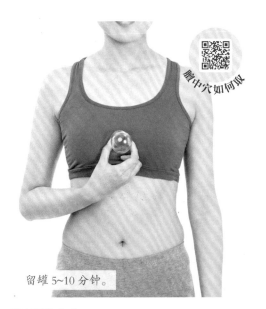

膻中穴如何取

留罐 5~10 分钟。

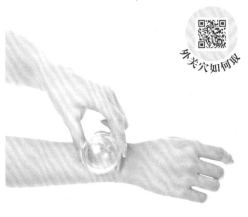

外关穴如何取

如肢体瘦小操作困难，可选择抽气罐，皮肤表面涂少量油性介质以增加吸附力。

拔罐膻中穴

选择大小适宜的火罐，在膻中穴处吸拔，至皮肤发红为度，留罐 5~10 分钟。

拔罐外关穴

先按揉外关穴 3 分钟，再选择小号罐吸拔，留罐 5~10 分钟。

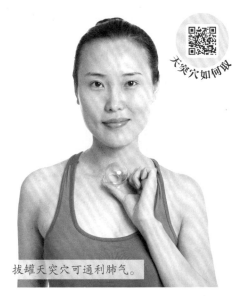

天突穴如何取

拔罐天突穴可通利肺气。

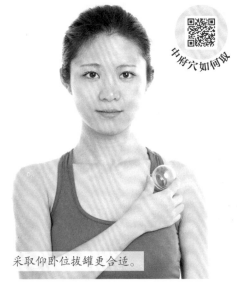

中府穴如何取

采取仰卧位拔罐更合适。

拔罐天突穴

选择大小适宜的火罐，在天突穴处吸拔，留罐 5~10 分钟。

拔罐中府穴

先用手指指腹按揉中府穴 2~3 分钟，以有酸胀感为度，然后选择大小合适的火罐，在该穴处吸拔，留罐 5~10 分钟。

风热犯肺型咳嗽

风热犯肺型咳嗽

😷 **发病原因** 多因风热外邪侵袭人体，邪热犯肺，肺失清肃而致。

➕ **症状表现** 咳嗽频剧，气粗或咳声嘶哑，喉燥咽痛，咯痰不爽，痰黏稠或黄。常伴鼻流黄涕、口渴、头痛肢酸，或身热、汗出。

🔆 **治法** 疏风清热，宣肺止咳。

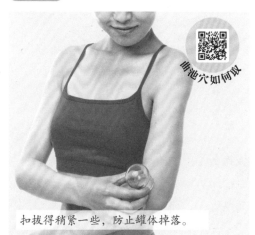

曲池穴如何取

扣拔得稍紧一些，防止罐体掉落。

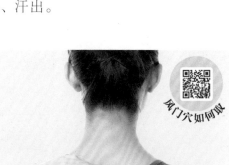

风门穴如何取

宜选择俯卧位吸拔。

拔罐曲池穴

先按揉曲池穴3分钟，再选择小号罐吸拔，留罐5~10分钟。

拔罐风门穴

在背部膀胱经连续走罐，至皮肤发红为度。走罐后在风门穴留罐5~10分钟。

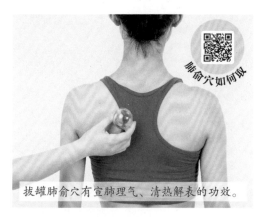

肺俞穴如何取

拔罐肺俞穴有宣肺理气、清热解表的功效。

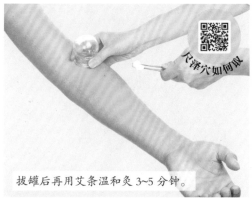

尺泽穴如何取

拔罐后再用艾条温和灸3~5分钟。

拔罐肺俞穴

在背部膀胱经连续走罐，至皮肤发红为度。走罐后在肺俞穴留罐5~10分钟。

拔罐尺泽穴

先按揉尺泽穴3分钟，以感觉酸胀为度，再选择大小合适的罐吸拔，留罐5~10分钟。

燥热伤肺型咳嗽

❤**发病原因** 多因风燥伤肺，肺失清润而致。

➕**症状表现** 干咳，喉痒，咽喉干痛，唇鼻干燥，无痰或痰少而黏连成丝、不易咯出，或痰中带有血丝，口干，初起或伴鼻塞、头痛、微寒、身热等表证。

治法 疏风清肺，润燥止咳。

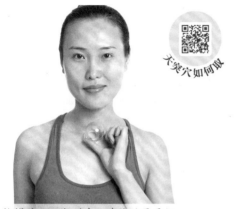

拔罐前可配合刮痧，清热效果更好。

拔罐天突穴

选择大小合适的火罐，在天突穴处吸拔，留罐5~10分钟。

患者可取侧卧位进行操作。

拔罐阴陵泉穴

先用指腹点按阴陵泉穴3分钟，以有酸胀感为度，再选择大小合适的火罐吸拔，留罐5~10分钟。

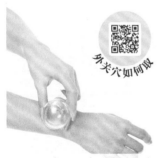

如肢体瘦小操作困难，可选择抽气罐，皮肤表面涂少量油性介质以增加吸附力。

拔罐外关穴

先按揉外关穴3分钟，再选择小号罐吸拔，留罐5~10分钟。

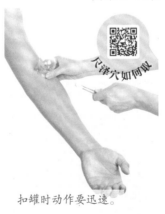

扣罐时动作要迅速。

拔罐尺泽穴

先按揉尺泽穴3分钟，再选择大小合适的罐吸拔，留罐5~10分钟。

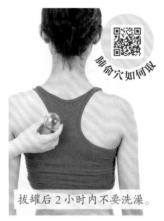

拔罐后2小时内不要洗澡。

拔罐肺俞穴

在背部膀胱经连续走罐，至皮肤发红为度。走罐后在肺俞穴留罐5~10分钟。

慢性支气管炎

慢性支气管炎多以长期咳嗽、咳痰，或伴有气喘及反复发作为特征。部分患者起病之前先有感冒、咽喉炎等病史，之后症状持续，反复发作。本病也与吸烟，接触有害粉尘、烟雾，大气污染等因素有密切关系，这些有害因素会使肺、脾、肾的功能失常而出现肺失肃降、脾失健运及肾不纳气。

痰热蕴肺型慢性支气管炎

痰热蕴肺型慢性支气管炎

❤ **发病原因** 痰热阻肺，导致咳嗽。

➕ **症状表现** 咳嗽气息粗促，或喉中有痰声，痰多、质黏或色黄，咯吐不爽，或有身热，口干欲饮。舌苔黄或腻，舌质红，脉滑数。

ℹ **治法** 清热，化痰，止咳。

> 保持室内空气流通及良好的环境卫生；适量食用百合、枇杷等食物。

远离过敏原，避免受凉感冒，预防流感。

肺俞穴

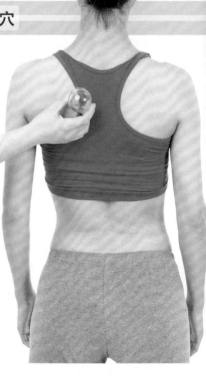

刺激肺俞穴对疏通肺气有好处。

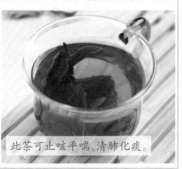

芦根甘草茶

芦根 10 克，甘草 5 克，绿茶 2 克。芦根、甘草洗净；绿茶用沸水略洗。把芦根、甘草放进砂锅内，加入适量水，大火煮沸，转小火煮 10 分钟，去除芦根、甘草渣，加入绿茶，稍煮片刻即可。

此茶可止咳平喘、清肺化痰。

食疗方

肺俞穴如何取

拔罐肺俞穴
选择大小合适的火罐或抽气罐，在肺俞穴处吸拔，留罐 5~10 分钟。

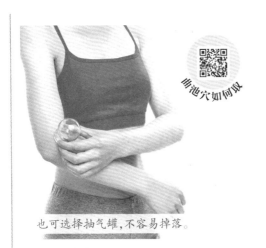

也可选择抽气罐，不容易掉落。

拔罐曲池穴

选择大小合适的火罐，在曲池穴处吸拔，留罐 10 分钟。

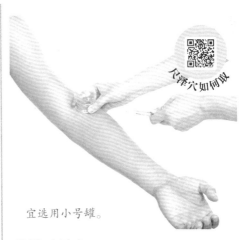

宜选用小号罐。

拔罐尺泽穴

选择大小合适的火罐，在尺泽穴处吸拔，留罐 10 分钟。

曲池穴　　　中府穴　　　尺泽穴　　　膈俞穴

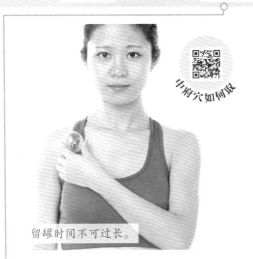

留罐时间不可过长。

拔罐中府穴

选择大小合适的火罐，在中府穴处吸拔，留罐 5~10 分钟。

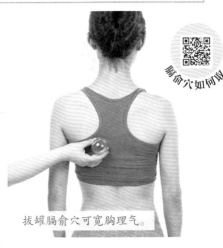

拔罐膈俞穴可宽胸理气。

拔罐膈俞穴

选择大小合适的火罐，在膈俞穴处吸拔，留罐 5~10 分钟。

外寒内饮型慢性支气管炎

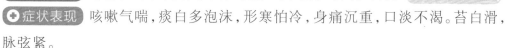

💗 **发病原因** 外有表寒，内有水饮，使肺气不宣，咳嗽气喘。

➕ **症状表现** 咳嗽气喘，痰白多泡沫，形寒怕冷，身痛沉重，口淡不渴。苔白滑，脉弦紧。

⚙ **治法** 温肺，散寒，止咳。

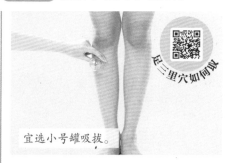

宜选小号罐吸拔。

拔罐足三里穴
选择大小合适的火罐，在足三里穴处吸拔，留罐 5~10 分钟，同时用艾条温和灸罐周。

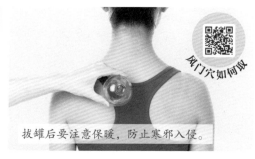

拔罐后要注意保暖，防止寒邪入侵。

拔罐风门穴
选择大小合适的火罐，在背部膀胱经连续走罐。走罐后在风门穴处吸拔，留罐 5~10 分钟。

| 大椎穴 | 足三里穴 | 风门穴 | 丰隆穴 |

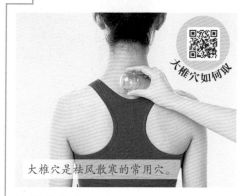

大椎穴是祛风散寒的常用穴。

拔罐大椎穴
选择大小合适的火罐，在大椎穴处吸拔，留罐 5~10 分钟，同时用艾条温和灸罐周。

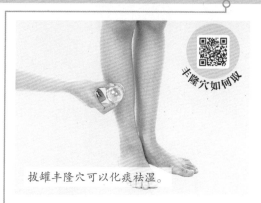

拔罐丰隆穴可以化痰祛湿。

拔罐丰隆穴
选择大小合适的火罐，在丰隆穴处吸拔，留罐 5~10 分钟，同时用艾条温和灸该穴位 3~5 分钟，直到有温热感为宜。

肺肾阴虚型慢性支气管炎

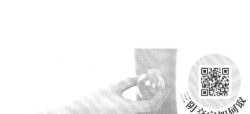

肺肾阴虚型慢性支气管炎

发病原因 肺肾阴虚，阴液不足，失于滋养而导致咳嗽。

症状表现 干咳无痰，或痰少而黏，或痰中带血，口干咽燥，五心烦热，午后颧红，盗汗。舌红少苔，脉细数。

治法 补肺益肾。

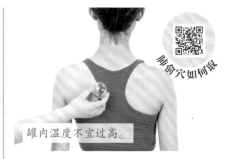

罐内温度不宜过高。

拔罐肺俞穴

选择大小合适的火罐，用闪罐法在肺俞穴处反复吸拔 5~10 次，不留罐。

可以先按摩 3~5 分钟，再进行拔罐。

拔罐三阴交穴

选择大小合适的火罐，在三阴交穴处吸拔，留罐 5~10 分钟。

| 太溪穴 | 肺俞穴 | 三阴交穴 | 肾俞穴 |

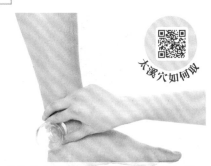

点燃棉球，伸入罐底绕一圈抽出再扣罐。

拔罐太溪穴

选择大小合适的火罐，在太溪穴处吸拔，留罐 5~10 分钟。

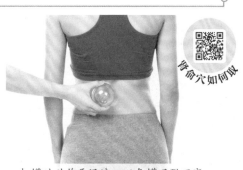

扣罐时动作要迅速，以免罐吸附不牢。

拔罐肾俞穴

选择大小合适的火罐，在肾俞穴处吸拔，留罐 5~10 分钟。

哮喘

中医学将哮喘归属于"哮证"的范畴。哮喘是一种常见的反复发作性疾患，发病原因大多由于肺、脾、肾三脏俱虚，痰留肺中所致。气候转变、寒温失调、接触异物、过食生冷等是哮喘发病的重要诱因，痰饮久伏，遇到诱因即发作，反复不已。

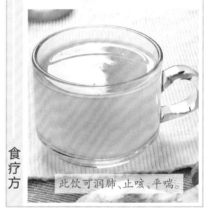

白萝卜汁

白萝卜汁 200 毫升，生姜汁 3 毫升，蜂蜜适量。将白萝卜汁和生姜汁加适量水煮沸，放温后加入蜂蜜搅匀即可。

食疗方

此饮可润肺、止咳、平喘。

风寒外袭型哮喘

风寒外袭型哮喘

发病原因 风寒外袭，肺气失宣，阻塞气道而致。

症状表现 喘咳气急，喉中哮鸣有声，胸部闷胀，痰多稀薄色白，兼有头痛、恶寒，或伴发热、口不渴、无汗。苔薄白而滑，脉浮紧。

治法 祛风散寒，化痰平喘。

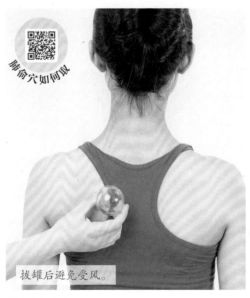

拔罐后避免受风。

拔罐肺俞穴

在背部膀胱经连续走罐，至皮肤发红为度。走罐后在肺俞穴处吸拔，留罐 5~10 分钟。

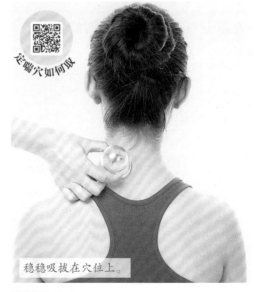

稳稳吸拔在穴位上。

拔罐定喘穴

先用拇指指腹按揉定喘穴 3~5 分钟，以有酸胀感为度，然后选择大小合适的罐，在定喘穴处吸拔，留罐 5~10 分钟。

拔至皮肤潮红或有瘀血为度。

拔罐命门穴

拔罐命门穴，留罐 5~10 分钟。起罐后再用艾条温和灸命门穴 5 分钟。

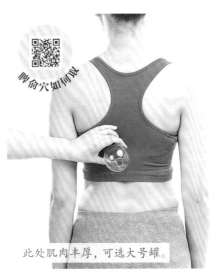

此处肌肉丰厚，可选大号罐。

拔罐脾俞穴

在背部膀胱经连续走罐，至皮肤发红为度。走罐后在脾俞穴处吸拔，留罐 5~10 分钟。

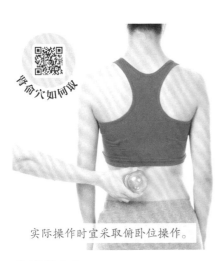

实际操作时宜采取俯卧位操作。

拔罐肾俞穴

在背部膀胱经连续走罐，至皮肤发红为度。走罐后在肾俞穴处吸拔，留罐 5~10 分钟。

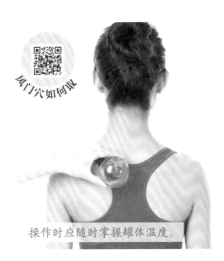

操作时应随时掌握罐体温度。

拔罐风门穴

用闪罐法在风门穴处吸拔 10~15 次，不留罐。再用艾条温和灸风门穴 3~5 分钟，直到有温热感为宜。

痰热阻肺型哮喘

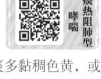

🫀**发病原因**　痰热蕴肺，阻塞气道，肺失肃清。

➕**症状表现**　喘咳气涌，喉中痰鸣如吼，胸高胁胀，咳呛阵作，痰多黏稠色黄，或夹血色，胸中烦闷，身热，有汗，面红，口苦，咽干，口渴喜饮。

ℹ️**治法**　清热宣肺，化痰平喘。

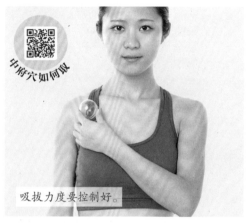

吸拔力度要控制好。

拔罐中府穴
选择小号火罐，在中府穴处吸拔，留罐5~10分钟。

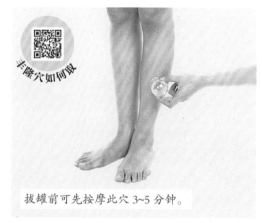

拔罐前可先按摩此穴3~5分钟。

拔罐丰隆穴
选择大小适宜的火罐，在丰隆穴处吸拔，留罐5~10分钟。

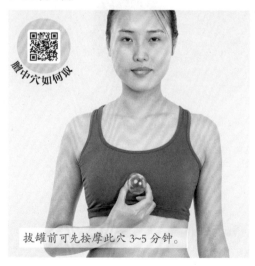

拔罐前可先按摩此穴3~5分钟。

拔罐膻中穴
选择小号火罐，在膻中穴处吸拔，留罐5~10分钟。

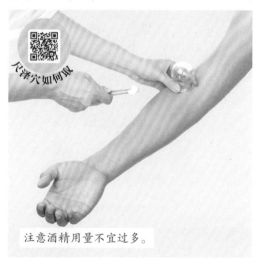

注意酒精用量不宜过多。

拔罐尺泽穴
选择大小适宜的火罐，在尺泽穴处吸拔，留罐5~10分钟。

肺肾阴虚型哮喘

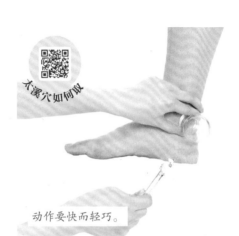

💙**发病原因** 劳欲过度、久病，伤及肺阴，由肺及肾，导致阴虚，阴液不足，失于滋养，以致哮喘发作。

➕**症状表现** 气息短促，动则喘甚，形瘦神疲，汗出肢冷。舌淡苔红，脉沉细。

🔘**治法** 补肺益肾，纳气平喘。

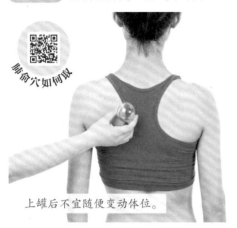

上罐后不宜随便变动体位。

拔罐肺俞穴
在背部膀胱经连续走罐，走罐后在肺俞穴留罐 5~10 分钟。

动作要快而轻巧。

拔罐太溪穴
选择大小合适的火罐，在太溪穴处吸拔，留罐 5~10 分钟。

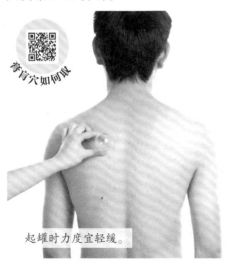

起罐时力度宜轻缓。

拔罐膏肓穴
选择大小合适的火罐，在膏肓穴处吸拔，留罐 5~10 分钟。

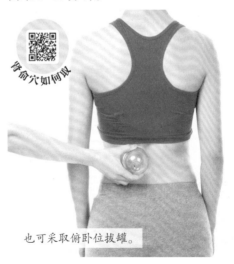

也可采取俯卧位拔罐。

拔罐肾俞穴
先用拇指指腹按揉肾俞穴 3 分钟，以有酸痛感为宜，再选择大小合适的火罐吸拔在肾俞穴处，留罐 5~10 分钟。

过敏性鼻炎

过敏性鼻炎是由多种特异性过敏原引起的变态反应性鼻炎，发作时见鼻痒、打喷嚏、鼻流清涕等症状。中医认为，本病的发生内因多与脏腑功能失调有关，外因多与风、寒、热、燥等邪气侵袭鼻窍有关。脏腑功能失调与肺、脾、肾三脏虚损有关，其病主要在肺，其本在脾、肾。

肺气虚型过敏性鼻炎

肺气虚型过敏性鼻炎

❤发病原因 肺气不足，风寒乘虚而入，阻塞鼻窍。

➕症状表现 阵发性流涕，打喷嚏，鼻塞，倦怠懒言，自汗，易感冒。舌淡苔薄，脉浮。

⚡治法 补肺通窍。

> 避免接触过敏原，在气候变冷和寒冷季节，及时添加衣服，避免受凉。

加强锻炼，如晨跑、登山等，增强抵抗力。

合谷穴

莲藕橙汁

莲藕 100 克，橙子 1 个。莲藕洗净，去皮，切成块；橙子去皮，掰瓣。将莲藕块、橙子瓣放入榨汁机中，加适量温开水榨成汁即可。

食疗方

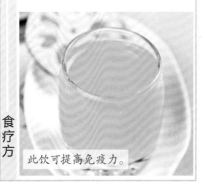

此饮可提高免疫力。

合谷穴如何取

拔罐合谷穴
选择大小合适的火罐，将罐吸拔于合谷穴上，留罐 5~10 分钟。拔完后用艾条温和灸该穴位 5~10 分钟。

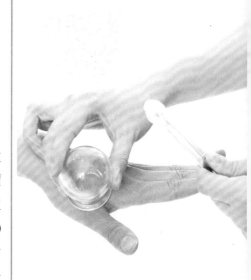

可选择合适的抽气罐。

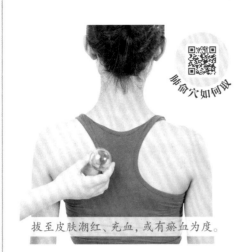

拔至皮肤潮红、充血，或有瘀血为度。

拔罐肺俞穴

选择大小合适的火罐，在肺俞穴处吸拔，留罐 5~10 分钟。拔完罐后用艾条温和灸该穴位 5~10 分钟。

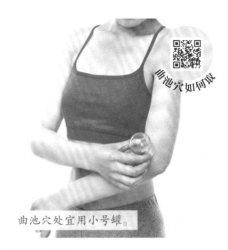

曲池穴处宜用小号罐。

拔罐曲池穴

选择大小合适的火罐，在曲池穴处吸拔，留罐 5~10 分钟。

肺俞穴　　　手三里穴　　　曲池穴

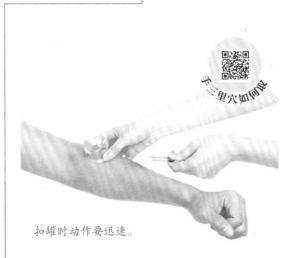

扣罐时动作要迅速。

拔罐手三里穴

选择大小合适的火罐，在手三里穴处吸拔，留罐 5~10 分钟。

脾气虚型过敏性鼻炎

🫀**发病原因** 脾虚不能充养肺气，导致肺气虚，风邪侵袭而发病。

➕**症状表现** 阵发性鼻痒，流清涕，打喷嚏，面色萎黄，腹胀，便溏，四肢发沉。舌淡胖、苔白，脉沉。

⏱**治法** 健脾益气，宣通鼻窍。

拔罐中脘穴

选择大小合适的火罐，在中脘穴处吸拔，留罐5~10分钟。起罐后再用艾条温和灸该穴位5~10分钟。

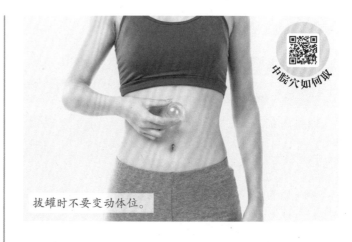

拔罐时不要变动体位。

中脘穴如何取

| 脾俞穴 | 中脘穴 | 丰隆穴 |

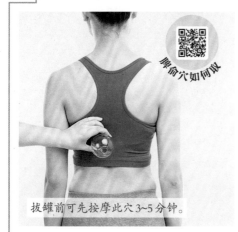

拔罐前可先按摩此穴3~5分钟。

脾俞穴如何取

拔罐脾俞穴

选择大小合适的火罐，在脾俞穴处吸拔，留罐5~10分钟。起罐后再用艾条温和灸该穴位5~10分钟。

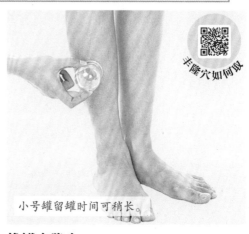

小号罐留罐时间可稍长

丰隆穴如何取

拔罐丰隆穴

选择大小合适的火罐，在丰隆穴处吸拔，留罐5~10分钟。起罐后再用艾条温和灸该穴位5~10分钟。

食欲不振

食欲不振是指进食的欲望降低。病情较重，出现不思进食则称厌食。中医上可分为湿热内蕴型和中气虚型两种常见类型。

> 运动有助于食物的消化、吸收，可适当进行慢跑、打太极拳等运动。

三餐要有规律，不宜饭后剧烈运动。

湿热内蕴型食欲不振

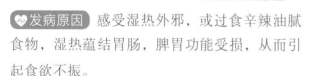

发病原因 感受湿热外邪，或过食辛辣油腻食物，湿热蕴结胃肠，脾胃功能受损，从而引起食欲不振。

症状表现 食欲减退，厌恶油腻，胃胀，或胸胁胀痛，口苦，大便黏腻，泻下不爽。苔黄腻，脉濡数或弦滑。

治法 清热化湿，理气和胃。

中脘穴

山楂粥

大米 100 克，白糖 10 克，干山楂片 15 克。大米洗净，浸泡 3 小时；山楂片洗净。将大米、山楂片放入锅中，加适量清水熬煮成粥，加入白糖调味即可。

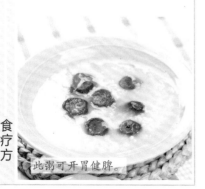

食疗方

此粥可开胃健脾。

中脘穴如何取

拔罐中脘穴 先用手掌按揉中脘穴 2~3 分钟，再选择大小合适的火罐吸拔在中脘穴上，留罐 5~10 分钟。

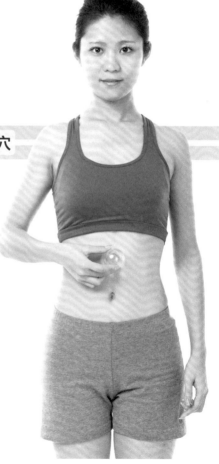

拔罐前按摩此穴可加强疗效。

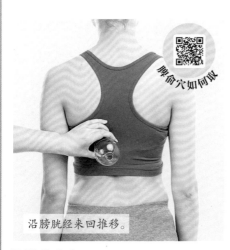

沿膀胱经来回推移。

拔罐脾俞穴

在背部膀胱经连续走罐，重点拔脾俞穴，至皮肤发红为度。走罐后可在脾俞穴留罐 5~10 分钟。

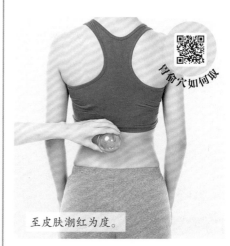

至皮肤潮红为度。

拔罐胃俞穴

在背部膀胱经连续走罐，至皮肤发红为度。走罐后在胃俞穴处吸拔，留罐 5~10 分钟。

| 脾俞穴 | 足三里穴 | 胃俞穴 |

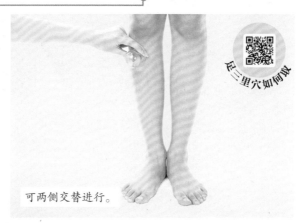

可两侧交替进行。

拔罐足三里穴

先用拇指指腹按揉足三里穴 2~3 分钟，再选择大小适宜的火罐吸拔，留罐 5~10 分钟。起罐后再用艾条温和灸该穴位 3~5 分钟，直到有温热感为宜。

中气虚型食欲不振

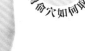

🫀**发病原因** 饮食失调，过度劳累，从而耗伤脾气，导致食欲不振。

➕**症状表现** 面色少华，食欲欠佳，容易胃胀，经常打嗝，大便溏薄，或闻到食物气味则恶心欲吐。苔薄白，脉沉弱无力。

⊘**治法** 健脾和胃，补气助运。

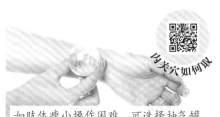

如肢体瘦小操作困难，可选择抽气罐，皮肤表面涂少量油性介质以增加吸附力。

拔罐内关穴

选择大小合适的火罐，吸拔内关穴，留罐 5~10 分钟。

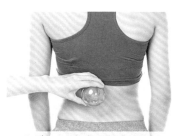

上罐后不要随便变动体位。

拔罐胃俞穴

选择大小合适的火罐，在胃俞穴处吸拔，留罐 5~10 分钟。

内关穴	脾俞穴	胃俞穴	建里穴

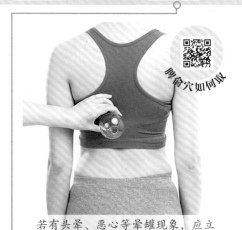

若有头晕、恶心等晕罐现象，应立即停止。

拔罐脾俞穴

选择大小合适的火罐，在脾俞穴处吸拔，留罐 5~10 分钟。

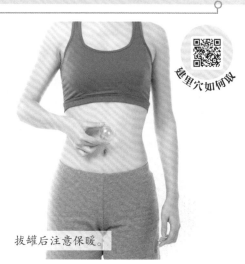

拔罐后注意保暖。

拔罐建里穴

选择大小合适的火罐，在建里穴处吸拔，留罐 5~10 分钟。

慢性咽炎

拔罐视频 慢性咽炎

慢性咽炎主要表现为咽部有异物感、发痒、灼热、干燥、微痛、干咳、痰多不易咳净等。中医认为慢性咽炎的病机在于阴虚津伤，或者痰湿郁结刺激咽喉。长期接触化学气体、粉尘，烟酒过度，鼻部疾病等多种因素皆可引起慢性咽炎。

> 积极预防，感冒后应多休息，减少烟酒、辛辣食物及粉尘刺激。

用生理盐水漱口，保持口腔卫生。

拔罐曲池穴
选择大小合适的火罐，在曲池穴处吸拔，留罐5~10分钟。

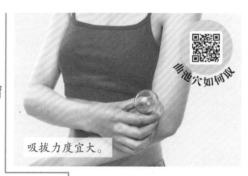

曲池穴如何取

吸拔力度宜大。

曲池穴　　　　大椎穴

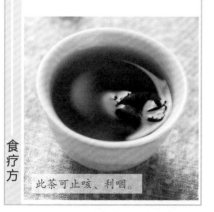

罗汉果茶

罗汉果半个。将罗汉果冲洗干净，去掉外壳，掰成小块，放入杯中，倒入开水，加盖闷10分钟后即可饮用。

食疗方

此茶可止咳、利咽。

大椎穴如何取

拔罐大椎穴
选择大小合适的火罐，在大椎穴处吸拔，留罐5~10分钟。

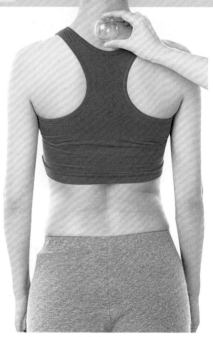

此图仅为示意，实际操作时宜采用俯卧位。

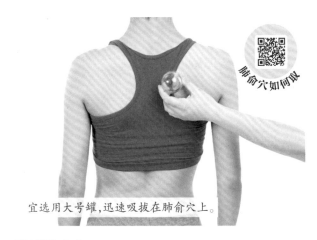

宜选用大号罐，迅速吸拔在肺俞穴上。

拔罐肺俞穴

选择大小合适的火罐，在肺俞穴处吸拔，留罐
5~10 分钟。

| 照海穴 | 肺俞穴 | 天突穴 |

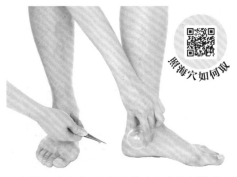

本图仅为示意，实际操作时宜采取侧卧位。

拔罐照海穴

选择大小适宜的火罐，在照海穴处吸
拔，留罐 5~10 分钟。

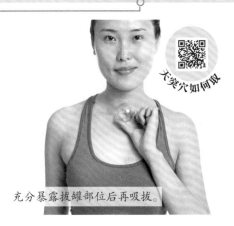

充分暴露拔罐部位后再吸拔。

拔罐天突穴

选择大小合适的火罐，在天突穴处吸
拔，留罐 5~10 分钟。

腹泻

　　腹泻是指排便次数明显超过平日习惯，粪质稀薄，甚至呈水样。中医认为，腹泻多因感受外邪，如湿热、暑湿、寒湿之邪而成泄泻。腹泻可能是由细菌感染、食物中毒、饮食贪凉、腹部着凉等多种因素引起的胃肠功能紊乱造成的。

寒湿型腹泻

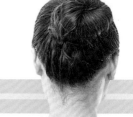

寒湿型腹泻

🫀**发病原因** 寒湿侵袭肠胃，清浊不分，导致腹泻。

➕**症状表现** 泄泻清稀，甚则如水样，胃胀食少，腹痛肠鸣；若兼外感风寒，则会出现恶寒、发热、头痛、肢体酸痛。舌苔白或白腻，脉濡缓。

🔆**治法** 解表散寒，化湿止泻。

> 注意饮食卫生，不可暴饮暴食；宜食细软、温热、少油的食物，不可吃太多生冷食物。

及时补充水分，防止由腹泻造成脱水。

脾俞穴

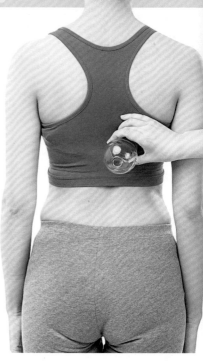

至皮肤潮红、充血，或有瘀血为度。

石榴皮红糖饮

石榴皮 15 克，红糖适量。将石榴皮放入锅中，加适量清水煎煮，再加入红糖稍煮，去渣取汁饮用。每日 2 次，餐前服用。

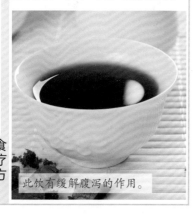

食疗方

此饮有缓解腹泻的作用。

脾俞穴如何取

拔罐脾俞穴
在背部膀胱经连续走罐，至皮肤发红为度。走罐后在脾俞穴处吸拔，留罐 5~10 分钟。

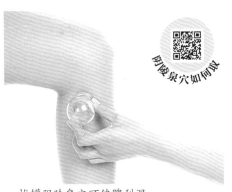

拔罐阴陵泉穴可健脾利湿。

拔罐阴陵泉穴

选择大小合适的火罐，吸拔在阴陵泉穴处，留罐5~10分钟。

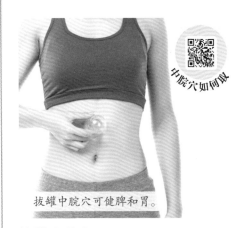

拔罐中脘穴可健脾和胃。

拔罐中脘穴

取大小合适的火罐，吸拔在中脘穴处，留罐5~10分钟。

阴陵泉穴　　大横穴　　中脘穴　　丰隆穴

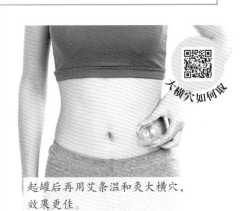

起罐后再用艾条温和灸大横穴，效果更佳。

拔罐大横穴

选择大小合适的火罐，吸拔在大横穴处，留罐5~10分钟。

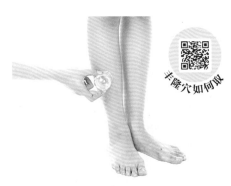

罐口温度不宜过高。

拔罐丰隆穴

用拇指指腹按揉丰隆穴3分钟，然后在该穴处吸拔，留罐5~10分钟。

湿热型腹泻

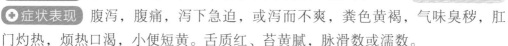

湿热型腹泻

💗 发病原因 感受湿热之邪，肠腑传化失常而发生腹泻。

➕ 症状表现 腹泻，腹痛，泻下急迫，或泻而不爽，粪色黄褐，气味臭秽，肛门灼热，烦热口渴，小便短黄。舌质红、苔黄腻，脉滑数或濡数。

ℹ️ 治法 清热化湿，分利止泻。

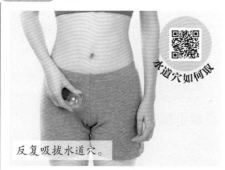

反复吸拔水道穴。

水道穴如何取

拔罐水道穴

选择大小合适的火罐，用闪罐法在水道穴处反复吸拔 10~15 次，以皮肤潮红为度。

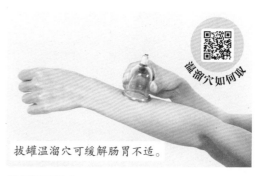

拔罐温溜穴可缓解肠胃不适。

温溜穴如何取

拔罐温溜穴

先用拇指指腹按揉温溜穴 3 分钟，以有酸痛感为宜，再选择大小合适的抽气罐，吸拔在温溜穴处，留罐 5~10 分钟。

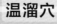

| 天枢穴 | 水道穴 | 温溜穴 | 上巨虚穴 |

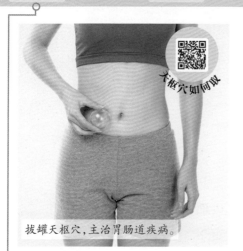

拔罐天枢穴，主治胃肠道疾病。

天枢穴如何取

拔罐天枢穴

选择大小合适的火罐，吸拔在天枢穴处，留罐 5~10 分钟。

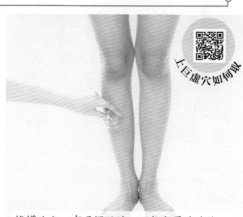

拔罐此穴，有通调肠腑、理气和胃的功效。

上巨虚穴如何取

拔罐上巨虚穴

先用拇指指腹按揉上巨虚穴 3 分钟，以有酸痛感为宜，再选择大小合适的火罐，吸拔在上巨虚穴处，留罐 5~10 分钟。

脾胃虚弱型腹泻

脾胃虚弱型腹泻

⚘发病原因 脾胃虚弱，运化水谷无力，故大便溏泄。

➕症状表现 大便溏泄日久，迁延反复，食少，食后脘闷不舒，稍进油腻食物，则大便次数明显增加，面色萎黄，神疲倦怠。舌质淡、苔白，脉细。

ℹ治法 健脾益气，化湿止泻。

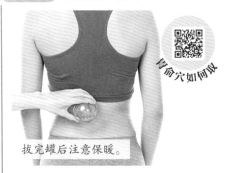

胃俞穴如何取

拔完罐后注意保暖。

拔罐胃俞穴

在背部膀胱经连续走罐，走罐后在胃俞穴处吸拔，留罐 5~10 分钟。

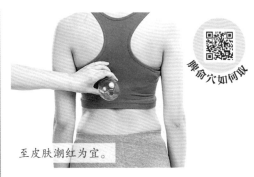

脾俞穴如何取

至皮肤潮红为宜。

拔罐脾俞穴

在背部膀胱经连续走罐，走罐后在脾俞穴处吸拔，留罐 5~10 分钟。

| 胃俞穴 | 足三里穴 | 脾俞穴 |

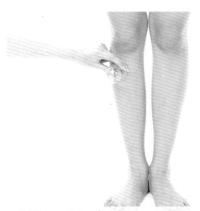

足三里穴如何取

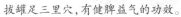
拔罐足三里穴，有健脾益气的功效。

拔罐足三里穴

选择大小合适的火罐，在足三里穴处吸拔，留罐 5~10 分钟。

胃痛

胃痛是指上腹部出现胃痛、胃胀、冷痛、灼痛等胃部不适，多伴有胀气、恶心、呕吐、腹泻、胸闷等症状。中医认为，胃痛发生的常见原因有寒邪客胃、饮食伤胃、肝气犯胃、脾胃虚弱等几个方面，导致胃气机阻滞，胃气失于和降而不通则痛。

肝胃郁热型胃痛

肝胃郁热型胃痛

（发病原因）肝气郁结，日久化热，邪热犯胃，故胃脘灼痛。

（症状表现）胃脘灼痛，痛势急迫，烦躁易怒，泛酸嘈杂，口干口苦。舌红苔黄，脉弦或数。

（治法）疏肝和胃，清热止痛。

> 饮食有节，宜食易消化的食物，忌生冷、粗硬、酸辣刺激性食物。

按摩胃经、脾经、肝经上的穴位，可以缓解胃痛。

梁丘穴

绿豆薏米粥

绿豆30克，薏米60克。绿豆、薏米浸泡4~5小时，洗净。大米洗净。将二者加适量清水，熬煮成粥即可。

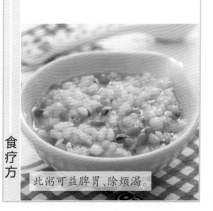

此粥可益脾胃、除烦渴。

食疗方

梁丘穴如何取

拔罐梁丘穴
选择大小合适的火罐，在梁丘穴处吸拔，留罐5~10分钟。

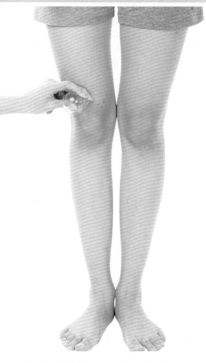

拔罐梁丘穴可以缓解胃部不适。

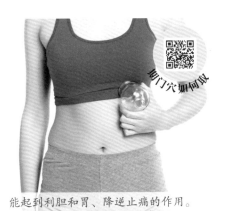

能起到利胆和胃、降逆止痛的作用。

拔罐期门穴

选择大小合适的火罐，吸拔期门穴，留罐 5~10 分钟。

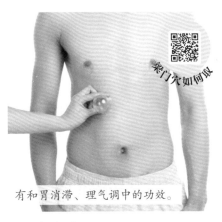

有和胃消滞、理气调中的功效。

拔罐梁门穴

选择大小合适的火罐，吸拔梁门穴，留罐 5~10 分钟。

期门穴　　胃俞穴　　梁门穴

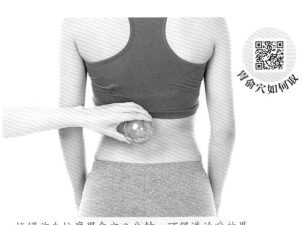

拔罐前先按摩胃俞穴 3 分钟，可促进治疗效果。

拔罐胃俞穴

选择大小合适的火罐，在胃俞穴处吸拔，留罐 5~10 分钟。

脾胃湿热型胃痛

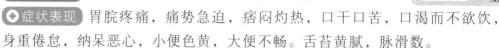

脾胃湿热型胃痛

🫀**发病原因** 湿热蕴结，胃气阻滞，则胃脘疼痛。

➕**症状表现** 胃脘疼痛，痛势急迫，痞闷灼热，口干口苦，口渴而不欲饮，身重倦怠，纳呆恶心，小便色黄，大便不畅。舌苔黄腻，脉滑数。

ℹ️**治法** 健脾和胃，清热止痛。

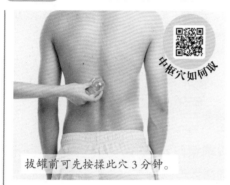

中枢穴如何取

拔罐前可先按揉此穴 3 分钟。

拔罐中枢穴

选择大小合适的火罐，在中枢穴处吸拔，留罐 5~10 分钟。

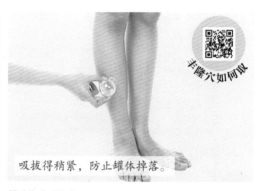

丰隆穴如何取

吸拔得稍紧，防止罐体掉落。

拔罐丰隆穴

选择大小合适的火罐，在丰隆穴处吸拔，留罐 5~10 分钟。

| 中脘穴 | 中枢穴 | 丰隆穴 | 足三里穴 |

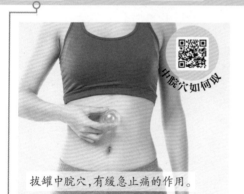

中脘穴如何取

拔罐中脘穴，有缓急止痛的作用。

拔罐中脘穴

选择大小合适的火罐，在中脘穴处吸拔，留罐 5~10 分钟。

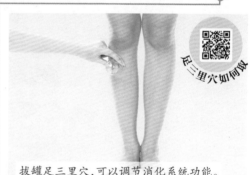

足三里穴如何取

拔罐足三里穴，可以调节消化系统功能。

拔罐足三里穴

选择大小合适的火罐，在足三里穴处吸拔，留罐 5~10 分钟。

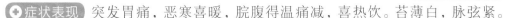

寒邪客胃型胃痛

寒邪客胃型胃痛

🫀 **发病原因** 寒邪侵袭胃脘，致胃气不和而痛。

➕ **症状表现** 突发胃痛，恶寒喜暖，脘腹得温痛减，喜热饮。苔薄白，脉弦紧。

🔆 **治法** 温胃散寒，行气止痛。

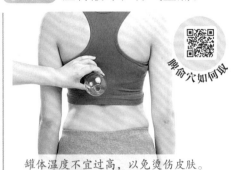

罐体温度不宜过高，以免烫伤皮肤。

拔罐脾俞穴

选择大小合适的火罐，在脾俞穴处吸拔，留罐 5~10 分钟。起罐后再用艾条温和灸脾俞穴 3~5 分钟。

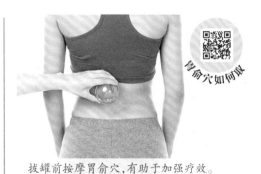

拔罐前按摩胃俞穴，有助于加强疗效。

拔罐胃俞穴

先用手指指腹按揉胃俞穴 3 分钟，以有酸胀感为宜，再选择大小合适的火罐，在胃俞穴处吸拔，留罐 5~10 分钟。

| 脾俞穴 | 足三里穴 | 胃俞穴 | 中脘穴 |

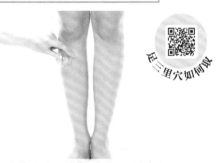

将棉球伸入罐底，以利于排净空气。

拔罐足三里穴

先用拇指指腹按揉足三里穴 3 分钟，再选择大小合适的火罐，在足三里穴处吸拔，留罐 5~10 分钟。

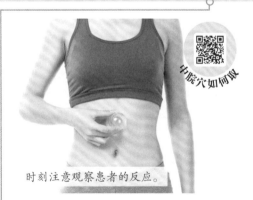

时刻注意观察患者的反应。

拔罐中脘穴

先用手指指腹按揉中脘穴 3 分钟，再选择大小合适的火罐吸拔，留罐 5~10 分钟。起罐后再用艾条温和灸中脘穴 3~5 分钟，以有温热感为宜。

扁桃体炎

扁桃体炎的主要症状为咽喉疼痛、不适，急性扁桃体炎还可伴有畏寒、发热、头痛等不适症状。中医认为，扁桃体炎多因风热邪毒从口鼻而入，侵咽犯肺；或因过食肥甘、燥烈之物，热积肺胃，火热上蒸，搏结咽喉；或因津液不足，咽喉失养。

肺肾阴虚型扁桃体炎

肺肾阴虚型扁桃体炎

发病原因 肺肾阴虚，津液不足，故口干咽燥，虚火灼伤而咽痛。

症状表现 咽部不适，时痒时痛，口干不欲饮，并伴腰膝酸软、头晕目眩、耳聋耳鸣、手足心热。扁桃体呈暗红色、肿大。舌红、苔少，脉细数。

治法 补肺益肾，滋阴生津。

> 要注意保持口腔清洁；多运动，增强体质，减少扁桃体炎发病率。

不宜吃辛辣刺激性食物，饮食宜清淡。

肾俞穴

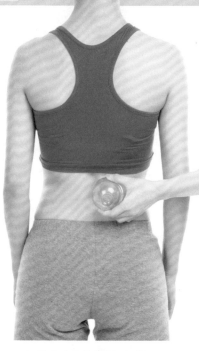

起罐时动作要缓慢、轻柔，不可用力拉扯皮肤。

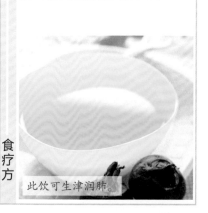

甘蔗荸荠水

去皮甘蔗 1 节，荸荠 3 个。甘蔗剁小段；荸荠去皮，切成小块。将甘蔗段和荸荠块加适量水，煮至熟，过滤出汁液即可。

此饮可生津润肺。

食疗方

肾俞穴如何取

拔罐肾俞穴
选择大小合适的火罐，吸拔在肾俞穴处，留罐 5~10 分钟。

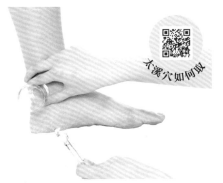

酒精不宜蘸取太多，防止滴落，烫伤皮肤。

拔罐太溪穴

选择大小合适的火罐，在太溪穴处吸拔，留罐 5~10 分钟。

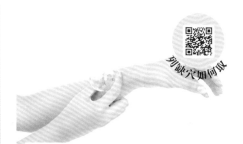

如肢体瘦小操作困难，可选择抽气罐，皮肤表面涂少量油性介质以增加吸附力。

拔罐列缺穴

选择大小合适的火罐，在列缺穴处吸拔，留罐 5~10 分钟。

太溪穴　　　　肺俞穴　　　　列缺穴

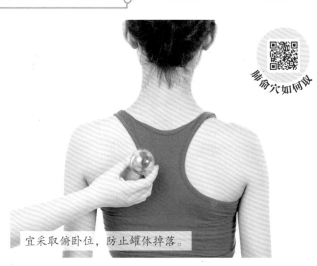

宜采取俯卧位，防止罐体掉落。

拔罐肺俞穴

在背部膀胱经连续走罐，至皮肤发红为度。走罐后在肺俞穴处吸拔，留罐 5~10 分钟。

外感风热型扁桃体炎

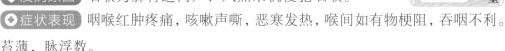

外感风热型扁桃体炎

😍发病原因 咽喉为肺胃之门户，风热乘机侵犯咽喉。

⊕症状表现 咽喉红肿疼痛，咳嗽声嘶，恶寒发热，喉间如有物梗阻，吞咽不利。苔薄，脉浮数。

ℹ治法 疏风清热，清利咽喉。

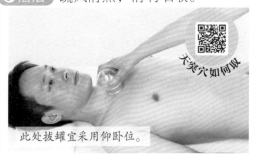

天突穴如何取

此处拔罐宜采用仰卧位。

拔罐天突穴

选择大小适宜的火罐，在天突穴处吸拔，留罐5~10分钟。

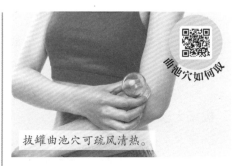

曲池穴如何取

拔罐曲池穴可疏风清热。

拔罐曲池穴

选择大小合适的火罐，在曲池穴处吸拔，留罐5~10分钟。

天突穴   **肺俞穴**   **曲池穴**   **大椎穴**

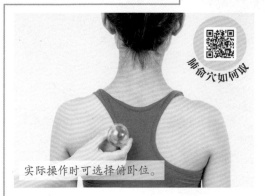

肺俞穴如何取

实际操作时可选择俯卧位。

拔罐肺俞穴

在背部膀胱经连续走罐，至皮肤发红为度。走罐后重点拔肺俞穴，留罐5~10分钟。

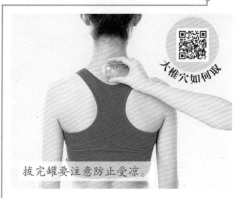

大椎穴如何取

拔完罐要注意防止受凉。

拔罐大椎穴

在大椎穴处吸拔，留罐5~10分钟。再用艾条温和灸该穴位3~5分钟，直到有温热感为宜。

肺胃郁火型扁桃体炎

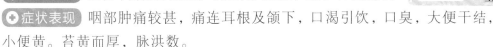

发病原因 过食辛辣煎炸之品，引起胃火上蒸，结于咽喉致病。

症状表现 咽部肿痛较甚，痛连耳根及颌下，口渴引饮，口臭，大便干结，小便黄。苔黄而厚，脉洪数。

治法 清肺，和胃，利咽。

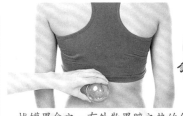

拔罐胃俞穴，有外散胃腑之热的作用。

拔罐胃俞穴

选择大小合适的火罐，在背部膀胱经连续走罐，至皮肤发红为度。走罐后在胃俞穴处吸拔，留罐5~10分钟。

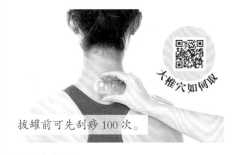

拔罐前可先刮痧100次。

拔罐大椎穴

选择大小合适的火罐，在大椎穴处吸拔，留罐5~10分钟。

| 胃俞穴 | 合谷穴 | 大椎穴 | 肺俞穴 |

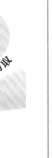

火焰排净空气后，迅速将罐吸拔在合谷穴上。

拔罐合谷穴

选择大小合适的火罐，在合谷穴处吸拔，留罐5~10分钟。

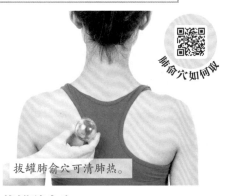

拔罐肺俞穴可清肺热。

拔罐肺俞穴

选择大小合适的火罐，在背部膀胱经连续走罐，至皮肤发红为度。走罐后重点吸拔肺俞穴，留罐5~10分钟。

便秘

　　便秘是指排便周期延长，排便量减少；或周期不长，但粪质干结，排便艰难；或粪质不硬，虽有便意，但便出不畅的一种病症。中医认为致病原因主要有外感寒热之邪，内伤饮食情志，阴阳气血不足等。

脾肾阳虚型便秘

脾肾阳虚型便秘

发病原因 久病耗损脾肾之阳气，肠道传送无力，导致大便艰涩，排出困难。

症状表现 大便艰涩，排出困难，面色白，四肢不温，喜热怕冷，小便清长，或腹中冷痛拘急。舌质淡、苔白或薄腻，脉沉迟。

治法 健脾益肾，益气润肠。

> 多吃富含膳食纤维的食物；多饮水；积极运动；保持乐观的精神状态。

每天定时排便，形成条件反射。

肾俞穴

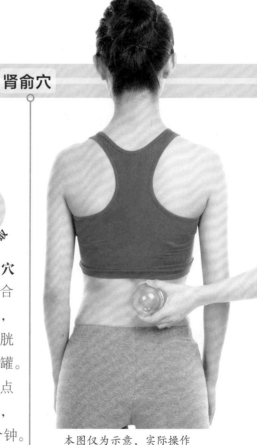

本图仅为示意，实际操作时宜选俯卧位。

水果拌酸奶

苹果、香蕉、草莓各适量，酸奶 100 毫升。将苹果、草莓洗净，切成小块；香蕉去皮，切块；将酸奶倒在水果块上，拌匀即可。

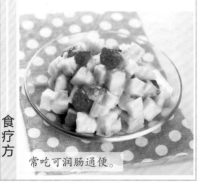

食疗方

常吃可润肠通便。

肾俞穴如何取

拔罐肾俞穴
选择大小合适的火罐，在背部膀胱经连续走罐。走罐后重点拔肾俞穴，留罐10分钟。

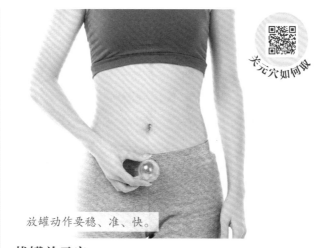

关元穴如何取

放罐动作要稳、准、快。

拔罐关元穴

选择大小合适的火罐，吸拔关元穴，留罐 5~10 分钟。

 脾俞穴　　　　关元穴　　　　 气海穴

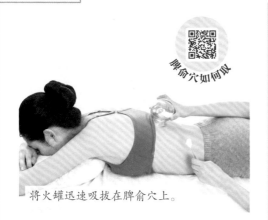

脾俞穴如何取

将火罐迅速吸拔在脾俞穴上。

拔罐脾俞穴

选择大小合适的火罐，在背部膀胱经连续走罐。走罐后重点拔脾俞穴，留罐 5~10 分钟。

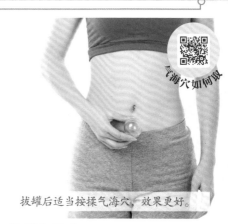

气海穴如何取

拔罐后适当按揉气海穴，效果更好。

拔罐气海穴

选择大小合适的火罐，吸拔在气海穴处，留罐 5~10 分钟。

气机郁滞型便秘

🫀**发病原因** 忧愁、思虑过度，或久坐少动，致气机郁滞，通降失常而致大便秘结。

➕**症状表现** 大便干结，欲便不出，腹中胀满，胸胁满闷。舌苔薄黄，脉弦。

ℹ️**治法** 理气润肠。

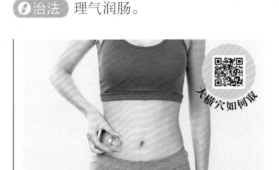

拔罐大横穴有助于缓解便秘、腹痛等病症。

拔罐大横穴

选择大小合适的火罐，在大横穴处吸拔，留罐 10 分钟。

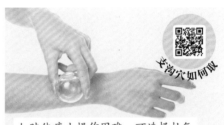

如肢体瘦小操作困难，可选择抽气罐，皮肤表面涂少量油性介质以增加吸附力。

拔罐支沟穴

选择大小合适的火罐，在支沟穴处吸拔，留罐 5~10 分钟。

大横穴 ──── **上巨虚穴** ──── **支沟穴** ──── **气海穴**

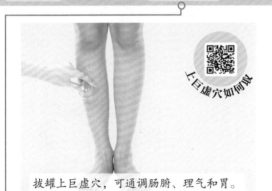

拔罐上巨虚穴，可通调肠腑、理气和胃。

拔罐上巨虚穴

先用拇指指腹按揉上巨虚穴 3 分钟，再选择大小合适的火罐吸拔，留罐 5~10 分钟。

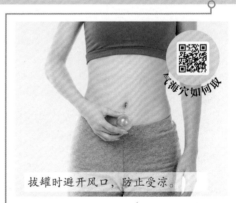

拔罐时避开风口，防止受凉。

拔罐气海穴

选择大小合适的火罐，在气海穴处吸拔，留罐 5~10 分钟。

津液不足型便秘

津液不足型便秘

💗**发病原因** 津液耗伤，肠道失润，导致大便干结，难以排出。

➕**症状表现** 粪便干燥，排出涩滞，形如羊粪，色多褐黑，味臭量少，3~5日1次。口干舌燥，心烦易躁。舌红、少津，脉细数。

🔸**治法** 滋阴增液，润肠通便。

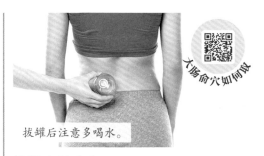
拔罐后注意多喝水。

拔罐大肠俞穴
在背部膀胱经连续走罐，至皮肤发红为度。走罐后在大肠俞穴处吸拔，留罐5~10分钟。

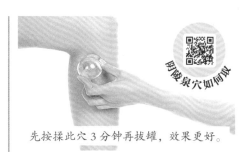
先按揉此穴3分钟再拔罐，效果更好。

拔罐阴陵泉穴
选择大小合适的火罐，在阴陵泉穴处吸拔，留罐5~10分钟。

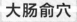
大肠俞穴 **天枢穴** **阴陵泉穴** **上巨虚穴**

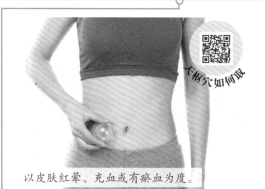
以皮肤红晕、充血或有瘀血为度。

拔罐天枢穴
选择大小合适的火罐，吸拔天枢穴，留罐5~10分钟。

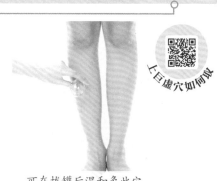
可在拔罐后温和灸此穴。

拔罐上巨虚穴
先用拇指指腹按揉上巨虚穴3分钟，再选择大小合适的火罐，在上巨虚穴处吸拔，留罐5~10分钟。

头痛

头痛是许多疾病中一种常见的症状。中医理论认为，引起头痛的原因很多，如六淫（风、寒、暑、湿、燥、火）之邪外袭；或内伤病久，气血不足，失于充养；或痰浊瘀血，阻于经络，都可导致头痛。

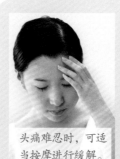

头痛难忍时，可适当按摩进行缓解。

头痛要注意什么

经常头痛的人，要尽量避免饮酒，保持心情平静，多休息。头痛时尽量减少活动，以免加重病情。

风寒型头痛

😀 **发病原因** 风寒自表侵袭于经络，气血不畅而致头痛。

➕ **症状表现** 头痛连及项背，痛势较剧烈，常伴有拘急收紧感。苔薄白，脉浮紧。

🔧 **治法** 祛风散寒，通络止痛。

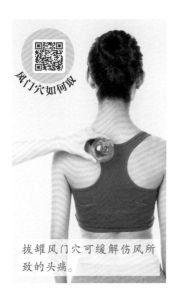

拔罐风门穴可缓解伤风所致的头痛。

拔罐风门穴

选择大小合适的罐，吸拔风门穴，留罐 5~10 分钟。

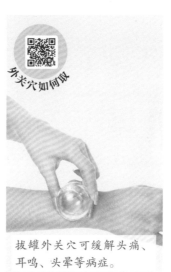

拔罐外关穴可缓解头痛、耳鸣、头晕等病症。

拔罐外关穴

选择大小合适的罐，吸拔外关穴，留罐 5~10 分钟。

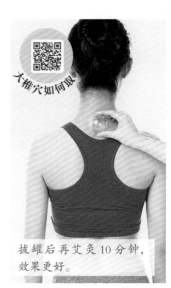

拔罐后再艾灸 10 分钟，效果更好。

拔罐大椎穴

先按揉大椎穴 3 分钟，再用小号罐吸拔，留罐 5~10 分钟。

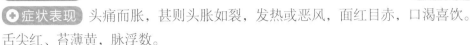

风热型头痛

❤发病原因 风热外袭，上扰清窍，故头痛。

➕症状表现 头痛而胀，甚则头胀如裂，发热或恶风，面红目赤，口渴喜饮。舌尖红、苔薄黄，脉浮数。

🔘治法 疏风清热，通络止痛。

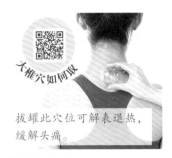

拔罐此穴位可解表退热，缓解头痛。

拔罐大椎穴

先按揉大椎穴 3 分钟，再用小号罐吸拔，留罐 5~10 分钟。

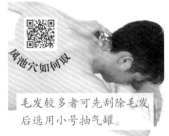

毛发较多者可先刮除毛发后选用小号抽气罐。

拔罐风池穴

选择大小合适的抽气罐，在风池穴处吸拔，留罐 5~10 分钟。

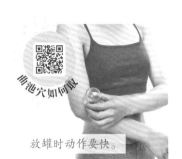

放罐时动作要快。

拔罐曲池穴

先按揉曲池穴 3 分钟，再选择大小合适的罐吸拔，留罐 5~10 分钟。

痰湿型头痛

❤发病原因 脾失健运，痰浊中阻，上蒙清窍，故头痛。

➕症状表现 头痛昏蒙，脘腹满闷，纳呆呕恶，倦怠无力。舌淡、苔白腻，脉滑或弦滑。

🔘治法 健脾化痰，通络止痛。

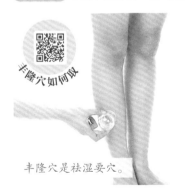

丰隆穴是祛湿要穴。

拔罐丰隆穴

先按揉丰隆穴 3 分钟，再选择小号罐吸拔，留罐 5~10 分钟。

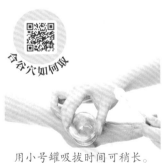

用小号罐吸拔时间可稍长。

拔罐合谷穴

先按揉合谷穴 3 分钟，再选择小号罐吸拔，留罐 5~10 分钟。

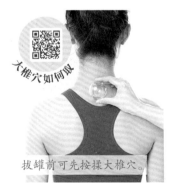

拔罐前可先按揉大椎穴。

拔罐大椎穴

先按揉大椎穴 3 分钟，再用小号罐吸拔，留罐 5~10 分钟。

肾虚型头痛

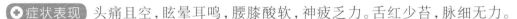

发病原因 肾精亏虚，髓海不足，头窍失养。

症状表现 头痛且空，眩晕耳鸣，腰膝酸软，神疲乏力。舌红少苔，脉细无力。

治法 养阴补肾，填精生髓。

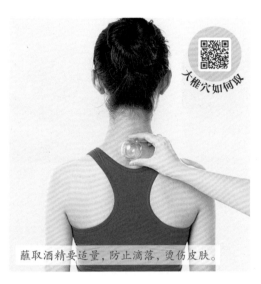

蘸取酒精要适量，防止滴落，烫伤皮肤。

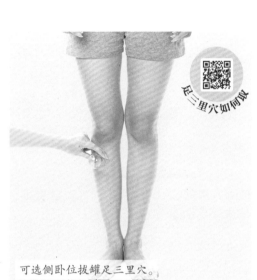

可选侧卧位拔罐足三里穴。

拔罐大椎穴

先按揉大椎穴 3 分钟，再用小号罐吸拔，留罐 5~10 分钟。

拔罐足三里穴

先按揉足三里穴 3 分钟，再选择大小合适的罐吸拔，留罐 5~10 分钟。

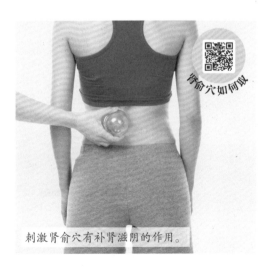

刺激肾俞穴有补肾滋阴的作用。

拔罐肾俞穴

在背部膀胱经连续走罐，至皮肤发红为度。走罐后在肾俞穴处吸拔，留罐 5~10 分钟。

失眠

失眠表现为入睡困难，或醒后不能再睡，严重者会通宵难眠，还常常伴有头痛、头晕、心悸、健忘等。中医将失眠分为心肝火旺型、痰瘀阻滞型、气血不足型三种。

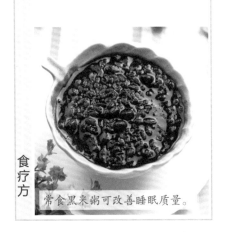

红小豆黑米粥

黑米 100 克，红小豆 20 克。将两者分别洗净，浸泡 3 小时后，加适量水，熬煮成粥即可。

食疗方

常食黑米粥可改善睡眠质量。

心肝火旺型失眠

💗 **发病原因** 情志不遂，肝气郁结，肝郁化火，上扰心神而不寐。

➕ **症状表现** 失眠多梦，性情急躁易怒，不思饮食，口渴喜饮，目赤口苦，小便黄赤，大便秘结。舌红苔黄，脉弦而数。

✿ **治法** 疏肝泻火，清心安神。

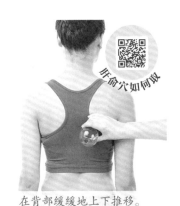

在背部缓缓地上下推移。

拔罐肝俞穴

在背部膀胱经连续走罐，以皮肤发红为度。走罐后重点拔肝俞穴，留罐 10 分钟。

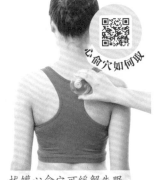

拔罐心俞穴可缓解失眠。

拔罐心俞穴

选择大小合适的火罐，在心俞穴处吸拔，留罐 5~10 分钟。

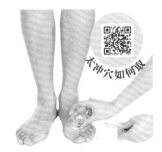

如肢体瘦小操作困难，可选择抽气罐，皮肤表面涂少量油性介质以增加吸附力。

拔罐太冲穴

选择大小合适的火罐，在太冲穴处吸拔，留罐 5~10 分钟。

痰瘀阻滞型失眠

痰瘀阻滞型失眠

🫀发病原因 痰浊阻滞，上蒙清窍，或瘀血内阻，扰动心神，心神不安而致失眠。

✚症状表现 不寐，头重，痰多胸闷，恶食嗳气，吞酸恶心，心烦口苦，目眩。苔腻而黄，脉滑数。

⏱治法 祛痰化瘀，宁心安神。

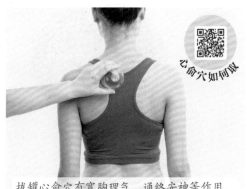

拔罐心俞穴有宽胸理气、通络安神等作用。

拔罐心俞穴

选择大小合适的火罐，在心俞穴处吸拔，留罐5~10分钟。

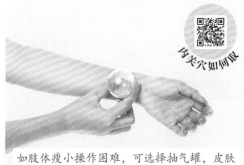

如肢体瘦小操作困难，可选择抽气罐，皮肤表面涂少量油性介质以增加吸附力。

拔罐内关穴

选择小号火罐，吸拔内关穴，留罐5~10分钟。

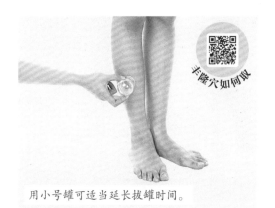

用小号罐可适当延长拔罐时间。

拔罐丰隆穴

选择小号火罐，吸拔丰隆穴，留罐5~10分钟。

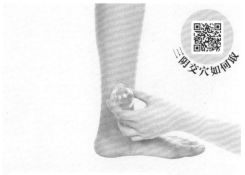

拔罐三阴交穴有安神的功效。

拔罐三阴交穴

选择小号火罐，吸拔三阴交穴，留罐5~10分钟。

气血不足型失眠

气血不足型失眠

💗**发病原因** 劳倦太过则伤脾，气血生化乏源，不能濡养心神而致失眠。

➕**症状表现** 多梦易醒，心悸健忘，头晕目眩，肢倦神疲，面色少华。舌淡、苔薄，脉细弱。

⚕**治法** 补气养血，宁心安神。

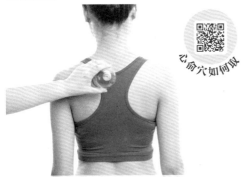
心俞穴如何取

拔罐前先按摩此穴 3 分钟，可加强疗效。

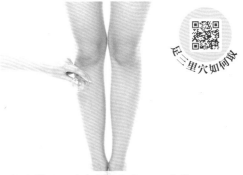
足三里穴如何取

拔完罐后可用艾条温和灸 5~10 分钟。

拔罐心俞穴

采用走罐法，在背部膀胱经连续走罐，至皮肤红润或出痧为度，然后在心俞穴留罐 5 分钟。

拔罐足三里穴

先按揉足三里穴 3 分钟，再选择大小合适的罐吸拔，留罐 5~10 分钟。

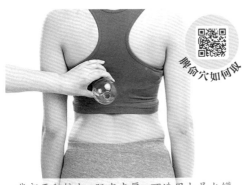
脾俞穴如何取

背部面积较大，肌肉丰厚，可选用大号火罐。

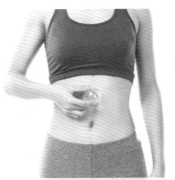
中脘穴如何取

拔罐前可先按摩中脘穴 2~3 分钟。

拔罐脾俞穴

选择大小合适的火罐，在脾俞穴处吸拔，留罐 5~10 分钟。

拔罐中脘穴

选择大小合适的火罐，在中脘穴处吸拔，留罐 5~10 分钟。起罐后再用艾条温和灸该穴位 5~10 分钟。

健忘

　　健忘是指记忆力差、遇事易忘的症状。多发生于 40 岁以上的人群，随着年龄的增大，发病概率也会增加。健忘多由心脾亏损，年老精气不足，或痰瘀阻痹等所致。

痰瘀内阻型健忘

（❤发病原因）痰浊阻滞，上蒙清窍或瘀血内阻，扰动脑神，致神明失聪。

（➕症状表现）健忘嗜睡，心悸胸闷，思维迟缓，咳吐痰涎。舌暗红有瘀点、苔白腻，脉涩。

（⚙治法）化痰活血，开窍醒脑。

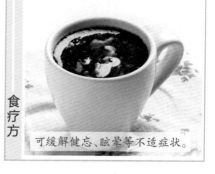

黑芝麻桂圆核桃茶

黑芝麻 5 克，桂圆 30 克，核桃仁 20 克，红糖适量。桂圆去壳，核桃仁掰成小块，加入黑芝麻、红糖，开水冲服，频饮。

食疗方

可缓解健忘、眩晕等不适症状。

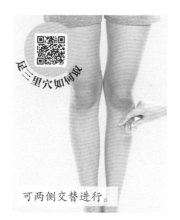

可两侧交替进行。

拔罐足三里穴
先按揉足三里穴 3 分钟，再选择大小合适的罐吸拔，留罐 5~10 分钟。

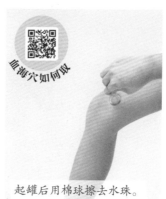

起罐后用棉球擦去水珠。

拔罐血海穴
先按揉血海穴 3 分钟，再选择大小合适的抽气罐吸拔此穴，留罐 5~10 分钟。

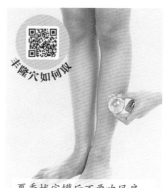

夏季拔完罐后不要吹风扇。

拔罐丰隆穴
先按揉丰隆穴 3 分钟，再选择大小合适的罐吸拔，留罐 5~10 分钟。

心脾亏损型健忘

心脾亏损型健忘

💗 **发病原因** 脾虚血亏，心神失养，神不守舍。

➕ **症状表现** 健忘失眠，心悸乏力，食少腹胀。舌淡，脉细弱。

🔶 **治法** 补益心脾。

内关穴如何取

如肢体瘦小操作困难，可选择抽气罐，皮肤表面涂少量油性介质以增加吸附力。

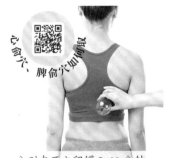

心俞穴、脾俞穴如何取

分别在两穴留罐5~10分钟。

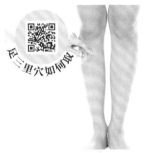

足三里穴如何取

按摩后再拔罐可加强疗效。

拔罐内关穴

选择小号火罐，吸拔内关穴，留罐5~10分钟。

拔罐心俞穴、脾俞穴

在背部膀胱经连续走罐，然后吸拔心俞穴、脾俞穴。

拔罐足三里穴

先按揉足三里穴3分钟，再选择大小合适的罐吸拔，留罐5~10分钟。

肾精不足型健忘

肾精不足型健忘

💗 **发病原因** 肾精不足，脑髓失养，导致健忘。

➕ **症状表现** 健忘，疲劳无力，头晕耳鸣，腰膝酸软，五心烦热。舌红，脉细数。

🔶 **治法** 补肾填精。

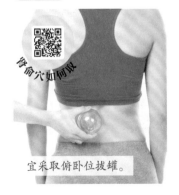

肾俞穴如何取

宜采取俯卧位拔罐。

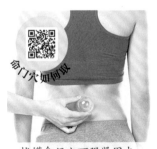

命门穴如何取

拔罐命门穴可强肾固本、补肾填精。

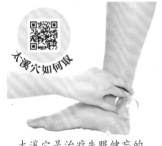

太溪穴如何取

太溪穴是治疗失眠健忘的特效穴。

拔罐肾俞穴

在背部膀胱经连续走罐，然后在肾俞穴处吸拔，留罐5~10分钟。

拔罐命门穴

先用指腹按揉命门穴3分钟，再选择大小合适的火罐吸拔，留罐5~10分钟。

拔罐太溪穴

选择大小合适的火罐，在太溪穴处吸拔，留罐5~10分钟。

神经衰弱

　　神经衰弱属于中医"郁病""虚劳"的范畴。神经衰弱与持续的精神紧张损伤大脑有关。中医认为神经衰弱的根本原因在于肾虚，肾精不足，导致大脑失养。中医将神经衰弱辨证分为肝气郁结型、心脾两虚型和心肾不交型。

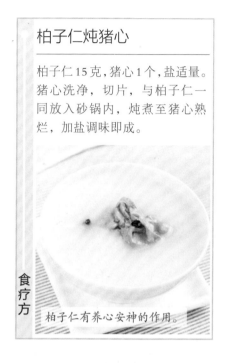

柏子仁炖猪心

柏子仁15克，猪心1个，盐适量。猪心洗净，切片，与柏子仁一同放入砂锅内，炖煮至猪心熟烂，加盐调味即成。

食疗方

柏子仁有养心安神的作用。

肝气郁结型神经衰弱

肝气郁结型神经衰弱

🫀**发病原因** 肝气郁结，气机阻滞。

➕**症状表现** 神经衰弱，情绪不宁，胸闷心悸，胁肋胀痛，腹胀食少。舌淡红、苔薄腻，脉弦。

🔅**治法** 疏肝解郁。

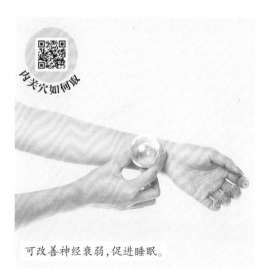

内关穴如何取

可改善神经衰弱，促进睡眠。

拔罐内关穴
选择大小合适的火罐，吸拔内关穴，留罐5~10分钟。

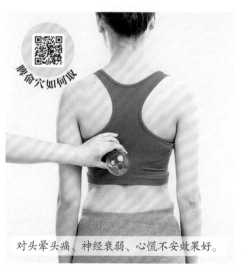

脾俞穴如何取

对头晕头痛、神经衰弱、心慌不安效果好。

拔罐脾俞穴
选择大小合适的火罐，在脾俞穴处吸拔，留罐5~10分钟。

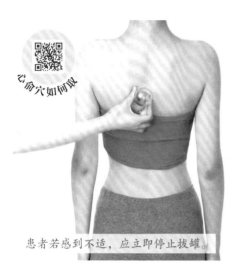

患者若感到不适，应立即停止拔罐。

拔罐心俞穴

在背部膀胱经连续走罐，然后重点拔心俞穴，可留罐 5 分钟。

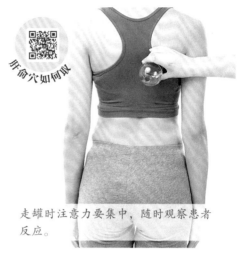

走罐时注意力要集中，随时观察患者反应。

拔罐肝俞穴

在背部膀胱经连续走罐，然后重点拔肝俞穴，可留罐 5~10 分钟。

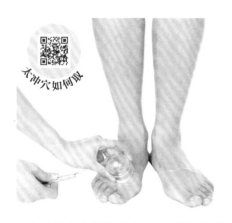

如肢体瘦小操作困难，可选择抽气罐，皮肤表面涂少量油性介质以增加吸附力。

拔罐太冲穴

选择大小合适的罐，吸拔太冲穴，留罐 5~10 分钟。

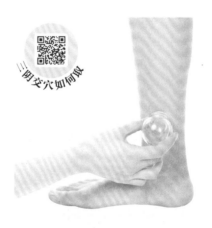

拔完罐后再温和灸 3~5 分钟，可活血行气。

拔罐三阴交穴

选择大小合适的罐，吸拔三阴交穴，留罐 5~10 分钟。

心脾两虚型神经衰弱

心脾两虚型神经衰弱

❤发病原因 脾虚血亏，心失所养。

➕症状表现 神经衰弱，头晕乏力，心悸胆怯，失眠健忘，面色不华。舌淡红、苔薄白，脉细。

💧治法 健脾养心，补益气血。

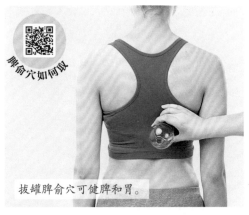
拔罐脾俞穴可健脾和胃。

拔罐脾俞穴
在背部膀胱经连续走罐，然后在肾俞穴处吸拔，留罐5~10分钟。

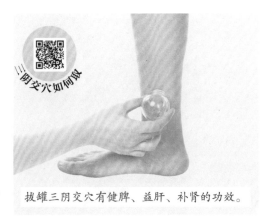
拔罐三阴交穴有健脾、益肝、补肾的功效。

拔罐三阴交穴
先按揉三阴交穴3分钟，再选择大小合适的罐吸拔该穴，留罐5~10分钟。

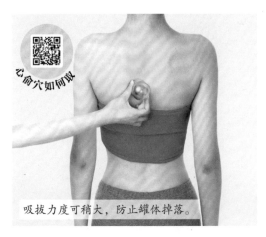
吸拔力度可稍大，防止罐体掉落。

拔罐心俞穴
选择大小合适的罐，吸拔心俞穴，留罐5~10分钟。

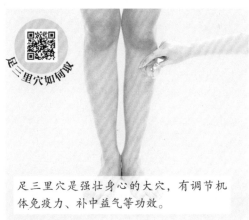
足三里穴是强壮身心的大穴，有调节机体免疫力、补中益气等功效。

拔罐足三里穴
先按揉足三里穴3分钟，再选择大小合适的罐吸拔，留罐5~10分钟。

心肾不交型神经衰弱

心肾不交型神经衰弱

❤️**发病原因** 肾阴不足，心火扰动。

➕**症状表现** 神经衰弱，失眠心悸，头晕耳鸣，五心烦热，咽干口燥。舌红，脉细数。

⚡**治法** 滋阴降火，交通心肾。

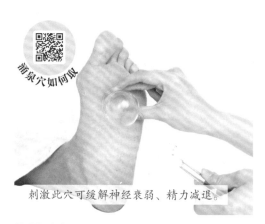

刺激此穴可缓解神经衰弱、精力减退。

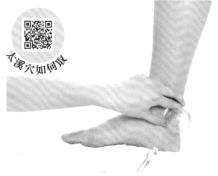

拔罐太溪穴，有补肾气、消火气的功效。

拔罐涌泉穴

选择大小合适的火罐，吸拔涌泉穴，留罐 5~10 分钟。起罐后再用艾条温和灸该穴位 3~5 分钟，至有温热感为宜。

拔罐太溪穴

先按揉太溪穴 3 分钟，再选择小号罐吸拔，留罐 5~10 分钟。

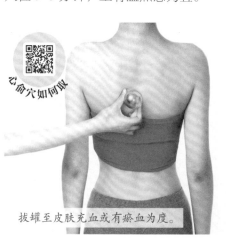

拔罐至皮肤充血或有瘀血为度。

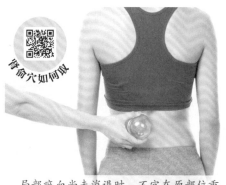

局部瘀血尚未消退时，不宜在原部位重复拔罐。

拔罐心俞穴

采用走罐法，在背部膀胱经连续走罐，然后在心俞穴留罐 5 分钟。

拔罐肾俞穴

选择大小合适的火罐，在背部膀胱经连续走罐，至皮肤发红为度。走罐后在肾俞穴处吸拔，留罐 5~10 分钟。

心悸

心悸很多时候是因为劳累过度、熬夜、情绪波动大引起的。心脏功能正常则心律齐，当气血不足，不能养护心神；或情绪不佳，扰动心神时，均会引起心脏悸动不安。因此治疗心悸，首先需要益气养血，宁心安神。

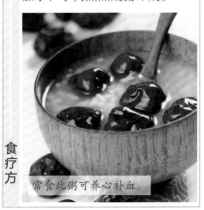

大枣莲子糯米粥

莲子 15 克，糯米 50 克，大枣 6 颗。莲子去皮，去心，洗净；大枣、糯米分别洗净。将三者加水，小火熬煮成粥即成。

食疗方

常食此粥可养心补血。

心血不足型心悸

心血不足型心悸

💓 **发病原因** 心血亏耗，心失所养，心神不宁。

➕ **症状表现** 心悸气短，头晕目眩，少寐多梦，健忘，面色无华，神疲乏力，纳呆食少，腹胀便溏。舌淡红，脉细弱。

🕐 **治法** 补血养心，益气安神。

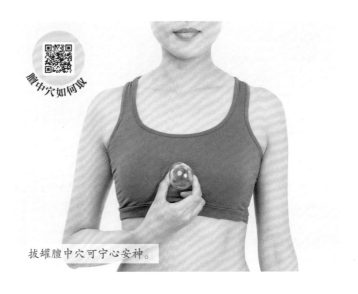

膻中穴如何取

拔罐膻中穴
选择小号火罐在膻中穴处吸拔，留罐 5~10 分钟。

拔罐膻中穴可宁心安神。

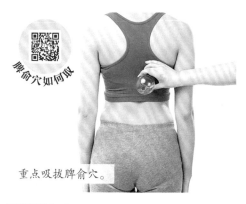

重点吸拔脾俞穴。

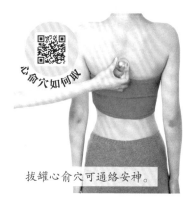

拔罐心俞穴可通络安神。

拔罐脾俞穴

选择大小合适的火罐，在背部膀胱经连续走罐，至皮肤发红为度。走罐后在脾俞穴处吸拔，留罐 5~10 分钟。

拔罐心俞穴

选择大小合适的火罐吸拔心俞穴，留罐 5~10 分钟。

阴虚火旺型心悸

💓发病原因 阴精亏损，虚火亢旺，心悸不宁。

➕症状表现 心悸易惊，心烦失眠，五心烦热，口干，盗汗，思虑劳心则症状加重，伴有耳鸣、腰酸、头晕目眩。舌红少津、苔薄黄，脉细数。

⚡治法 滋阴清火，养心安神。

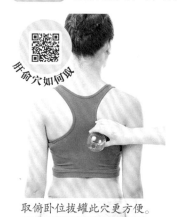

取俯卧位拔罐此穴更方便。

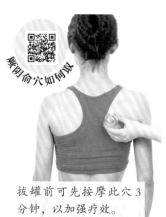

拔罐前可先按摩此穴 3 分钟，以加强疗效。

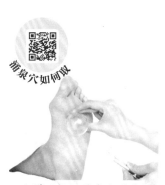

上罐后不可随意变动体位，以防罐体脱落。

拔罐肝俞穴

选择大小合适的火罐，在背部膀胱经连续走罐，至皮肤发红为度。走罐后在肝俞穴处吸拔，留罐 5~10 分钟。

拔罐厥阴俞穴

选择大小合适的火罐，在背部膀胱经连续走罐，至皮肤发红为度。走罐后在厥阴俞穴处吸拔，留罐 5~10 分钟。

拔罐涌泉穴

先用指腹点按涌泉穴 3 分钟，再选择大小合适的火罐吸拔涌泉穴，留罐 5~10 分钟。

痰火扰心型心悸

痰火扰心型心悸

发病原因 痰火扰心，心神不宁，故见心悸。

症状表现 心悸时发时止，受惊易作，胸闷烦躁，痰多黏稠，口干口苦，大便秘结，小便短赤。舌红、苔黄腻，脉弦滑。

治法 清热化痰，宁心安神。

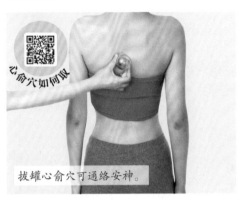

心俞穴如何取

拔罐心俞穴可通络安神。

拔罐心俞穴

选择大小合适的火罐，吸拔心俞穴，留罐 5~10 分钟。

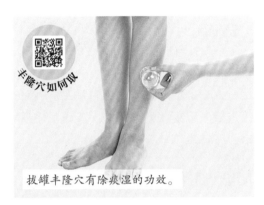

丰隆穴如何取

拔罐丰隆穴有除痰湿的功效。

拔罐丰隆穴

选择大小合适的火罐，吸拔丰隆穴，留罐 5~10 分钟。

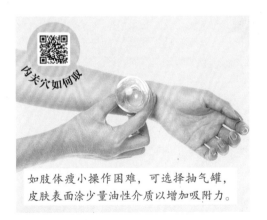

内关穴如何取

如肢体瘦小操作困难，可选择抽气罐，皮肤表面涂少量油性介质以增加吸附力。

拔罐内关穴

选择小号火罐，吸拔内关穴，留罐 5~10 分钟。

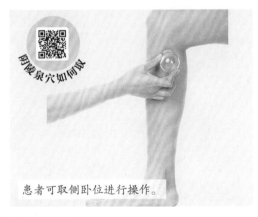

阴陵泉穴如何取

患者可取侧卧位进行操作。

拔罐阴陵泉穴

先用指腹点按阴陵泉穴 3 分钟，以感觉酸胀为度，再选择大小合适的火罐吸拔，留罐 5~10 分钟。

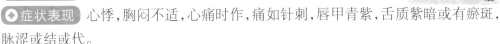

瘀阻心脉型心悸

发病原因 血瘀气滞，心脉瘀阻，心失所养。

症状表现 心悸，胸闷不适，心痛时作，痛如针刺，唇甲青紫，舌质紫暗或有瘀斑，脉涩或结或代。

治法 活血化瘀，理气通络。

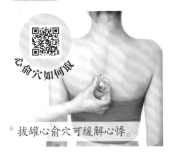

拔罐心俞穴可缓解心悸。

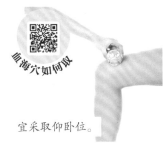

宜采取仰卧位。

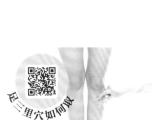

宜选择小号罐吸拔。

拔罐心俞穴
选择大小合适的火罐，在心俞穴处吸拔，留罐 5~10 分钟。

拔罐血海穴
先用指腹点按血海穴 3 分钟，再选择大小合适的火罐吸拔，留罐 5~10 分钟。

拔罐足三里穴
选择适合的火罐，吸拔足三里穴，留罐 5~10 分钟。

水饮凌心型心悸

发病原因 脾肾阳虚，水饮内停，上扰于心。

症状表现 心悸，胸闷痞满，渴不欲饮，下肢浮肿，形寒肢冷，伴有眩晕、恶心呕吐、流涎、小便短少。舌淡苔滑，脉沉细而滑。

治法 振奋心阳，化气利水。

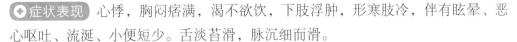

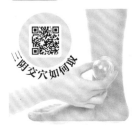

宜选用小号罐吸拔。

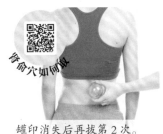

罐印消失后再拔第 2 次。

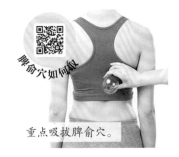

重点吸拔脾俞穴。

拔罐三阴交穴
选择大小合适的火罐，吸拔三阴交穴，留罐 5~10 分钟。

拔罐肾俞穴
在背部膀胱经连续走罐，至皮肤发红为度。走罐后在肾俞穴处吸拔，留罐 5~10 分钟。

拔罐脾俞穴
在背部膀胱经连续走罐，至皮肤发红为度。走罐后在脾俞穴处吸拔，留罐 5~10 分钟。

胆囊炎

胆囊炎是一种常见的消化道疾病，经常与胆石症合并存在。中医认为，胆囊炎多由肝胆郁热、疏泄失常、饮食不节、情志失调所致，应该以清利肝胆、疏肝行气为治疗的目标。胆囊炎持续发作时，应立即到医院就诊，以免耽误病情。

胆囊炎患者要注意什么
胆囊炎患者要慎吃油炸、油腻食物。因为油炸、油腻食物容易导致胃消化功能不良，从而加重胆囊的负担，引起胆囊炎加重。

肝阴不足型胆囊炎

🫀**发病原因** 多由气郁化火，肝病及温热病后期耗伤肝阴所致。

➕**症状表现** 胁痛隐隐，体倦乏力，口干咽燥，头晕目涩。舌质红、苔薄黄，脉弦细。

❶**治法** 养肝柔肝，疏肝利胆。

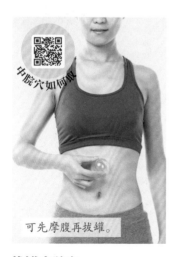

可先摩腹再拔罐。

拔罐中脘穴
选择大小合适的火罐，在中脘穴处吸拔，留罐 5~10 分钟。

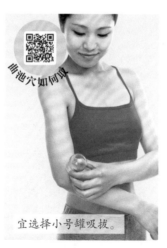

宜选择小号罐吸拔。

拔罐曲池穴
选择大小合适的火罐，吸拔曲池穴，留罐 5~10 分钟。

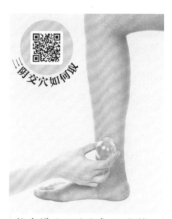

拔完罐后可再艾灸 10 分钟。

拔罐三阴交穴
选择大小合适的火罐，吸拔三阴交穴，留罐 5~10 分钟。

肝气郁结型胆囊炎

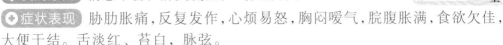

发病原因 情志不畅，肝失疏泄，气机郁滞。

症状表现 胁肋胀痛，反复发作，心烦易怒，胸闷嗳气，脘腹胀满，食欲欠佳，大便干结。舌淡红、苔白，脉弦。

治法 疏肝利胆，理气解郁。

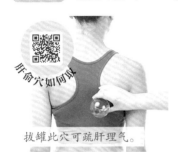

拔罐此穴可疏肝理气。

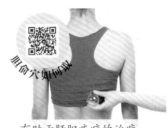

有助于肝胆疾病的治疗。

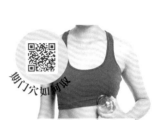

拔罐此穴有疏肝解郁的功效。

拔罐肝俞穴

选择大小合适的火罐，在背部膀胱经连续走罐。走罐后在肝俞穴处留罐5~10分钟。

拔罐胆俞穴

选择大小合适的火罐，在背部膀胱经连续走罐。走罐后在胆俞穴处吸拔，留罐5~10分钟。

拔罐期门穴

选择大小合适的火罐，吸拔期门穴，留罐5~10分钟。

湿热蕴结型胆囊炎

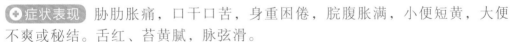

发病原因 过食辛辣肥甘，导致脾胃功能受损，湿热内生。

症状表现 胁肋胀痛，口干口苦，身重困倦，脘腹胀满，小便短黄，大便不爽或秘结。舌红、苔黄腻，脉弦滑。

治法 清热利湿，疏肝利胆。

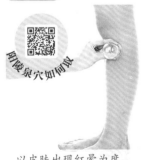

以皮肤出现红晕为度。

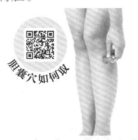

拔罐胆囊穴对胆囊疾病具有很好的效果。

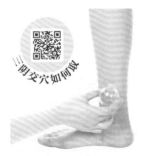

宜选择小号罐吸拔。

拔罐阳陵泉穴

选择大小合适的火罐，吸拔阳陵泉穴，留罐5~10分钟。

拔罐胆囊穴

选择大小合适的抽气罐，吸拔胆囊穴，留罐5~10分钟。

拔罐三阴交穴

选择大小合适的火罐，吸拔三阴交穴，留罐5~10分钟。

落枕

拔罐视频 落枕

落枕临床表现为早上起来突然感到颈后部、上背部疼痛不适，颈项活动不利，不能自由旋转，严重者俯仰都有困难，甚至头部强直于异常位置，使得头偏向病侧。落枕多因睡眠姿势不当，枕头高低不适，致使颈项部肌肉遭受过分牵拉而发生痉挛；或感受风寒，局部气血运行不畅而致。

> 平时要注意睡姿，枕头高低要合适，睡觉时让颈椎保持正常的生理曲线。

如果反复落枕，就要考虑是否患有颈椎病。

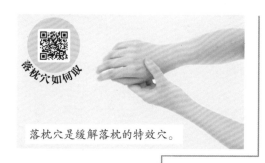

落枕穴如何取

落枕穴是缓解落枕的特效穴。

按揉落枕穴

落枕穴，在手背侧，当第2、第3掌骨之间，掌指关节后约1厘米处。强力按揉落枕穴的同时，缓慢活动颈部，幅度由小及大，可有效缓解颈部疼痛。

落枕穴　　　　**阿是穴**

山楂菊花茶

山楂3片，菊花1朵。将山楂片、菊花一同放入杯中，倒入开水。加盖闷10分钟后即可饮用。

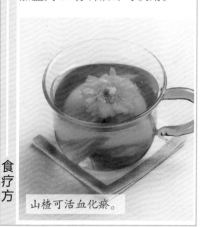

山楂可活血化瘀。

食疗方

阿是穴如何取

拔罐阿是穴

选择大小合适的火罐，在阿是穴处吸拔，留罐5~10分钟。

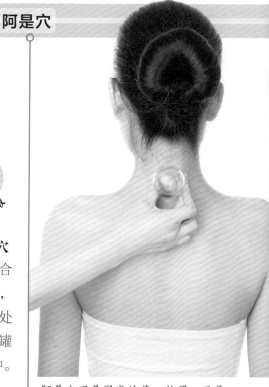

阿是穴不是固定的某一位置，而是有痛点的位置。

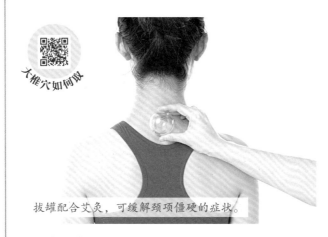

拔罐配合艾灸，可缓解颈项僵硬的症状。

拔罐大椎穴

选择大小合适的火罐，在大椎穴处吸拔，留罐
5~10分钟。起罐后再用艾条温和灸该穴位3~5分
钟，直到有温热感为宜。

肩中俞穴	大椎穴	肩井穴

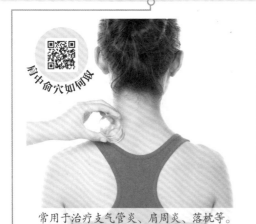

常用于治疗支气管炎、肩周炎、落枕等。

拔罐肩中俞穴

先用拇指按揉肩中俞穴1~3分钟，再
用火罐吸拔该穴，留罐5~10分钟。
起罐后用艾条温和灸该穴位3~5分
钟，直到有温热感为宜。

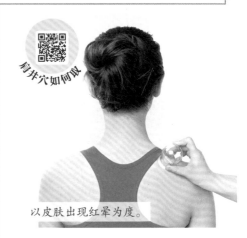

以皮肤出现红晕为度。

拔罐肩井穴

选择大小合适的火罐，在肩井穴处吸
拔，留罐5~10分钟。起罐后再用艾
条温和灸该穴位3~5分钟，直到有温
热感为宜。

肩周炎

　　肩周炎，中医称漏肩风、冻结肩，是肩周等软组织因气血不足、筋失所养、外感风寒湿或劳作过度等所导致的慢性损伤性炎症。该病属于"痹证"，受风、寒、湿三气夹杂侵袭所为，导致局部气血痹阻，引发疼痛。拔罐能温经散寒，通络止痛，一般拔罐数次后可有效缓解疼痛。

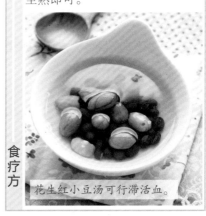

花生红豆汤

红小豆 50 克，花生仁 20 克。红小豆与花生仁分别洗净，清水浸泡 2 小时，加适量水同煮至熟即可。

食疗方

花生红小豆汤可行滞活血。

气血亏虚型肩周炎

♥发病原因　常因年老体衰、劳累过度而导致肝肾亏损，气血不足，以致肩关节活动受限。

✚症状表现　面色无华，气短乏力，肩关节疼痛，劳累后疼痛加重，休息则减轻。舌淡、苔薄白，脉沉细无力。

⊙治法　益气养血，舒筋通络。

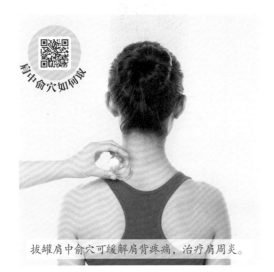

拔罐肩中俞穴可缓解肩背疼痛，治疗肩周炎。

拔罐肩中俞穴

选择大小合适的火罐，吸拔肩中俞穴，留罐 5~10 分钟。起罐后再艾灸 3~5 分钟。

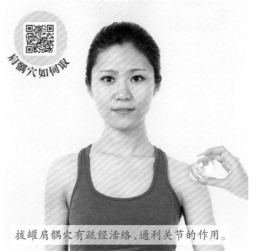

拔罐肩髃穴有疏经活络、通利关节的作用。

拔罐肩髃穴

选择大小合适的火罐，吸拔肩髃穴，留罐 5~10 分钟。起罐后再艾灸 3~5 分钟。

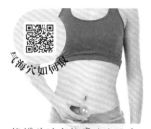

拔罐前适当按摩此穴几分钟，可畅通气血。

拔罐气海穴
选择大小合适的火罐，吸拔气海穴，留罐5~10分钟。起罐后再艾灸3~5分钟。

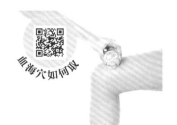

扣罐动作要规范，否则吸拔不住皮肤。

拔罐血海穴
选择大小合适的火罐，吸拔血海穴，留罐5~10分钟。起罐后再艾灸3~5分钟。

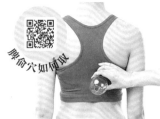

将火罐在背部来回推拉，重点在脾俞穴处吸拔。

拔罐脾俞穴
选择大小合适的火罐，在背部膀胱经连续走罐。走罐后在脾俞穴处吸拔，留罐5~10分钟。

寒湿凝滞型肩周炎

寒湿凝滞型肩周炎

🫀**发病原因** 外感寒湿之邪，导致经脉痹阻不通，累及肩部，则发为此病。

➕**症状表现** 肩部及周围筋肉疼痛剧烈或向远端放射，昼轻夜甚，因痛而不能举肩，肩部感寒冷、麻木、沉重、畏寒，得暖稍减。舌淡胖、苔白腻，脉弦滑。

⏣**治法** 散寒除湿，化瘀通络。

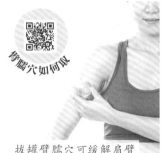

拔罐臂臑穴可缓解肩臂疼痛。

拔罐臂臑穴
选择大小合适的火罐，吸拔臂臑穴，留罐5~10分钟。起罐后再艾灸3~5分钟。

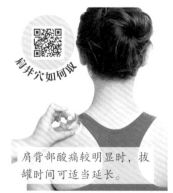

肩背部酸痛较明显时，拔罐时间可适当延长。

拔罐肩井穴
选择大小合适的火罐，吸拔肩井穴，留罐5~10分钟。起罐后再艾灸3~5分钟。

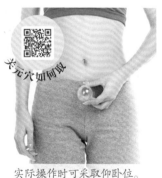

实际操作时可采取仰卧位。

拔罐关元穴
先用指腹按揉关元穴3分钟，接着在该穴处吸拔，留罐5~10分钟。起罐后再用艾条温和灸3~5分钟，直到有温热感为宜。

风寒侵袭型肩周炎

风寒侵袭型肩周炎

💗发病原因 风寒外袭，寒凝经脉，经筋拘急而发病。

➕症状表现 肩部疼痛较轻，病程较短，疼痛局限于肩部，多为钝疼或隐痛，或有麻木感，不影响上肢活动，局部发凉，得暖或抚摸则痛减。舌苔白，脉浮或紧，多为肩周炎早期。

🔆治法 祛风散寒，通络止痛。

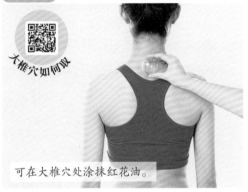

可在大椎穴处涂抹红花油。

拔罐大椎穴
选择大小合适的火罐，吸拔大椎穴，留罐 5~10 分钟。起罐后再艾灸 3~5 分钟。

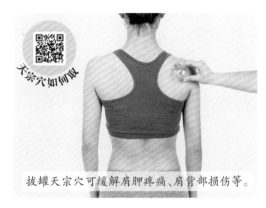

拔罐天宗穴可缓解肩胛疼痛、肩背部损伤等。

拔罐天宗穴
选择大小合适的火罐，吸拔天宗穴，留罐 5~10 分钟。起罐后再艾灸 3~5 分钟。

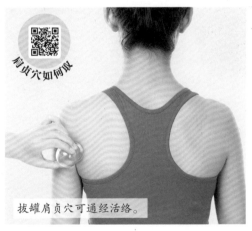

拔罐肩贞穴可通经活络。

拔罐肩贞穴
选择大小合适的火罐，吸拔肩贞穴，留罐 5~10 分钟。起罐后再艾灸 3~5 分钟。

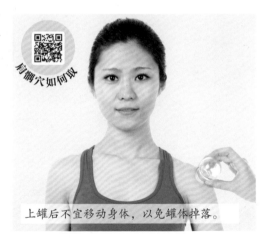

上罐后不宜移动身体，以免罐体掉落。

拔罐肩髃穴
选择大小合适的火罐，吸拔肩髃穴，留罐 5~10 分钟。起罐后再艾灸 3~5 分钟。

瘀血阻络型肩周炎

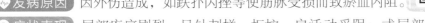

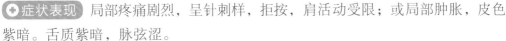

发病原因 因外伤造成，如跌扑闪挫等使筋脉受损而致瘀血内阻。

症状表现 局部疼痛剧烈，呈针刺样，拒按，肩活动受限；或局部肿胀，皮色紫暗。舌质紫暗，脉弦涩。

治法 活血化瘀，通络止痛。

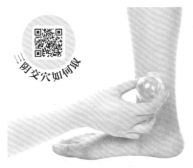

可选侧卧位操作。

拔罐三阴交穴

选择大小合适的火罐，吸拔三阴交穴，留罐5~10分钟。

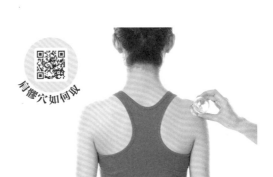

拔罐肩髎穴，可缓解肩臂麻木酸痛、肩周炎。

拔罐肩髎穴

先用指腹点按肩髎穴3分钟，以感觉酸胀为度，再选择大小合适的火罐吸拔，留罐5~10分钟。

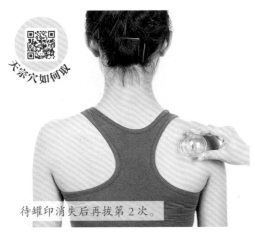

待罐印消失后再拔第2次。

拔罐天宗穴

先用指腹点按天宗穴3分钟，以感觉酸胀为度，再选择大小合适的火罐吸拔，留罐5~10分钟。

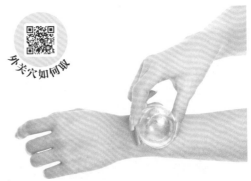

如肢体瘦小操作困难，可选择抽气罐，皮肤表面涂少量油性介质以增加吸附力。

拔罐外关穴

先用指腹点按外关穴3分钟，以感觉酸胀为度，再选择大小合适的火罐吸拔，留罐5~10分钟。

颈椎病

颈椎病临床表现为头、颈、肩、背、手臂酸痛，脖子僵硬，活动受限，可放射至头部和上肢，重者伴有恶心呕吐，少数可有眩晕症状。颈椎病多由强力负重，或因风、寒、湿三邪相互作用，乘虚侵入人体，使经络气滞而不通所致。

风寒痹阻型颈椎病

风寒痹阻型颈椎病

发病原因 风寒乘虚侵袭，经筋拘急，经脉不通而发病。

症状表现 颈项强痛，转侧受限。舌淡红、苔薄白，脉细或紧。

治法 祛风散寒，温经活络。

> 纠正不良的姿势与习惯，避免颈部长时间保持一个姿势。
>
> 睡觉时枕头高低要合适，防止颈部疲劳。

大椎穴

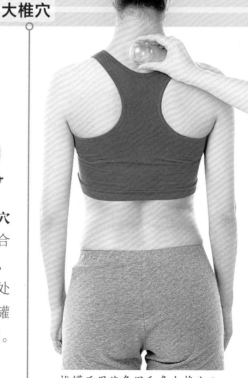

拔罐后用艾条温和灸大椎穴3分钟，至有温热感为宜。

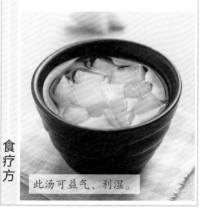

食疗方

山药冬瓜汤

山药50克，冬瓜150克，盐适量。山药、冬瓜均洗净，去皮，切块，加适量水，小火煲30分钟，加盐调味即可。

此汤可益气、利湿。

大椎穴如何取

拔罐大椎穴 选择大小合适的火罐，在大椎穴处吸拔，留罐5~10分钟。

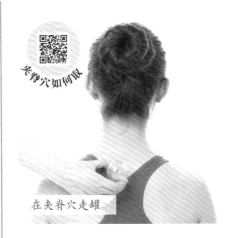

在夹脊穴走罐。

拔罐夹脊穴

采用走罐法，在背部夹脊穴连续走罐
至皮肤发红为度。

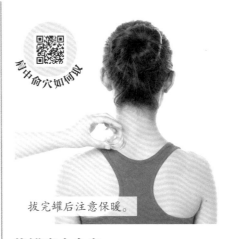

拔完罐后注意保暖。

拔罐肩中俞穴

选择大小合适的火罐，吸拔在肩中
俞穴上，留罐 5~10 分钟。再用艾条
温和灸 3~5 分钟。

夹脊穴　　　　风门穴　　　　　　　　　肩中俞穴

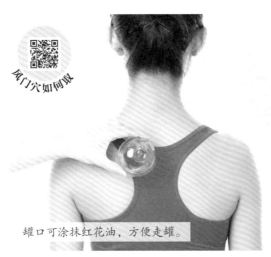

罐口可涂抹红花油，方便走罐。

拔罐风门穴

在背部膀胱经连续走罐，至皮肤发红为度。走罐
后可在风门穴留罐 10 分钟。

劳伤血瘀型颈椎病

劳伤血瘀型颈椎病

❤ **发病原因** 外伤劳损。

✚ **症状表现** 颈项强痛，肩臂酸楚，活动受限，手指麻木，劳累加重，僵直或肿胀，活动不利，局部压痛明显。舌质紫暗，脉涩。

⚡ **治法** 活血化瘀。

拔罐膈俞穴

在背部膀胱经连续走罐，至皮肤发红为度。走罐后可在膈俞穴留罐5分钟。

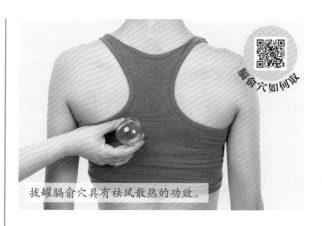

膈俞穴如何取

拔罐膈俞穴具有祛风散热的功效。

膈俞穴　　　　**肩井穴**　　　　　　　　　　**合谷穴**

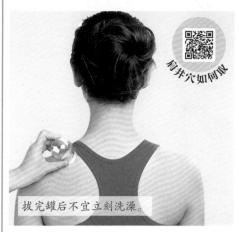

肩井穴如何取

拔完罐后不宜立刻洗澡。

拔罐肩井穴

选择大小合适的火罐，吸拔在肩井穴处，留罐5~10分钟。起罐后再用艾条温和灸3~5分钟。

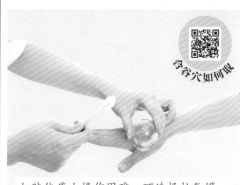

合谷穴如何取

如肢体瘦小操作困难，可选择抽气罐，皮肤表面涂少量油性介质以增加吸附力。

拔罐合谷穴

用拇指指腹按揉合谷穴1~3分钟后，选择大小合适的火罐，吸拔在合谷穴处，留罐5~10分钟。起罐后再用艾条温和灸3~5分钟，直到有温热感为宜。

肝肾亏虚型颈椎病

肝肾亏虚型颈椎病

💗 **发病原因** 年老体弱。

➕ **症状表现** 颈项强痛，肩臂酸楚，活动受限，手指麻木，劳累加重，头晕耳鸣，腰膝酸软。舌红少苔，脉细弱。

⚡ **治法** 补肝益肾。

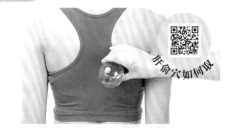
肝俞穴如何取

若患者有晕罐的现象，应立即停止操作。

拔罐肝俞穴

采用走罐法，在背部膀胱经连续走罐，至皮肤发红为度。走罐后可在肝俞穴留罐 5 分钟。

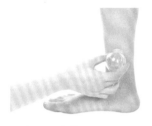
三阴交穴如何取

选用小号罐，时间可适当延长。

拔罐三阴交穴

选择大小合适的火罐，在三阴交穴处吸拔，留罐 5~10 分钟。

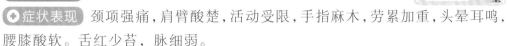

肝俞穴	肩贞穴	三阴交穴	肾俞穴

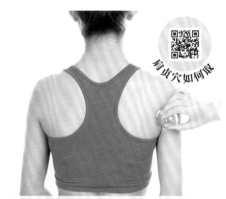
肩贞穴如何取

拔罐前可用掌根按揉肩贞穴 1~3 分钟。

拔罐肩贞穴

选择大小合适的火罐，吸拔在肩贞穴处，留罐 5~10 分钟。起罐后再用艾条温和灸 3~5 分钟，直到有温热感为宜。

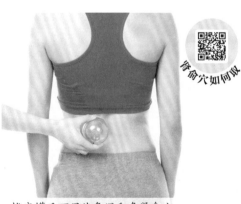
肾俞穴如何取

拔完罐后可用艾条温和灸肾俞穴。

拔罐肾俞穴

采用走罐法，在背部膀胱经连续走罐，至皮肤发红为度。走罐后可在肾俞穴留罐 5 分钟。

小腿抽筋

　　小腿抽筋，学名为肌肉痉挛。发作时疼痛难忍。小腿抽筋常由急剧运动、工作疲劳或小腿剧烈扭拧，以及缺钙、受凉、局部神经血管受压引起，往往在躺下或睡觉时出现。中医认为，抽筋的病机在血液不能充分荣养筋肉，使肌肉、血脉、筋骨间的营养供应及代谢发生障碍。

> 经常小腿抽筋的人，要注意保暖，可在睡觉前伸展容易抽筋的肌肉部位。

运动前做好充分的预备活动，以免受伤。

气滞血瘀型小腿抽筋

💓发病原因 气机不畅导致血行不利，本型多源于外伤，影响气血运行，导致抽筋。

➕症状表现 小腿或脚趾抽搐疼痛，屈伸不利。患者还伴有神疲乏力、少气懒言、失眠多梦、舌淡、脉弱等症状。

❇治法 温经通络，散寒止痉。

承山穴

小腿抽筋的处理方法

用抽筋小腿对侧的手，握住抽筋腿的脚趾，用力向上拉，同时用同侧的手掌压在抽筋小腿的膝盖上，帮助小腿伸直。

承山穴如何取

拔罐承山穴
选择大小合适的火罐，吸拔承山穴，留罐5~10分钟。

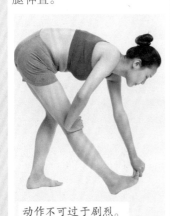
动作不可过于剧烈。

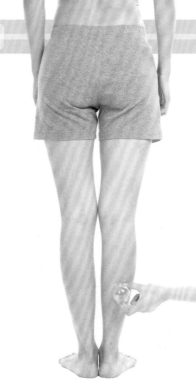
点燃酒精棉球后迅速伸入罐底，绕一圈再抽出。

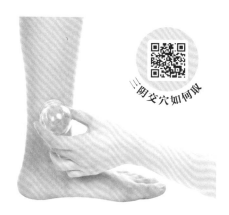

拔罐三阴交穴可以益气活血。

拔罐三阴交穴

选择大小合适的火罐，吸拔三阴交穴，留罐
5~10 分钟。

三阴交穴　　　**足三里穴**

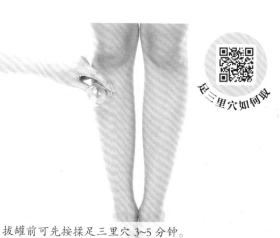

拔罐前可先按揉足三里穴 3~5 分钟。

拔罐足三里穴

选择大小合适的火罐，吸拔足三里穴，留罐
5~10 分钟。

寒凝筋脉型小腿抽筋

- ❤️ **发病原因** 寒气凝聚，阻碍气血运行而发病。
- ➕ **症状表现** 小腿或脚趾抽搐疼痛，下肢发凉。舌暗，脉沉紧。
- ⚙️ **治法** 温经通络，散寒止痉。

拔罐承山穴

选择大小合适的火罐，吸拔承山穴，留罐 5~10 分钟。起罐后再用艾条温和灸承山穴 3~5 分钟，直到有温热感为宜。

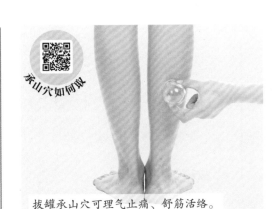

承山穴如何取

拔罐承山穴可理气止痛、舒筋活络。

阳陵泉穴　　　承山穴　　　丰隆穴

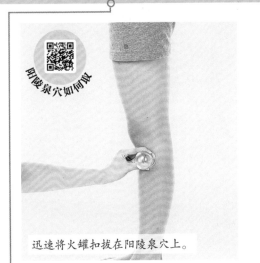

阳陵泉穴如何取

迅速将火罐扣拔在阳陵泉穴上。

拔罐阳陵泉穴

选择大小合适的火罐，吸拔阳陵泉穴，留罐 5~10 分钟。

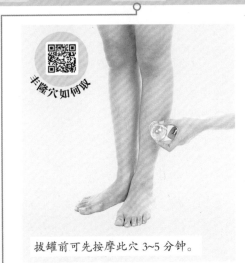

丰隆穴如何取

拔罐前可先按摩此穴 3~5 分钟。

拔罐丰隆穴

选择大小适宜的火罐，在丰隆穴处吸拔，留罐 5~10 分钟。

肝血不足型小腿抽筋

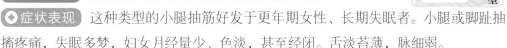

肝血
不足型
小腿
抽筋

发病原因 肝主筋，常因肝血亏虚，筋脉失养所致。

症状表现 这种类型的小腿抽筋好发于更年期女性、长期失眠者。小腿或脚趾抽搐疼痛，失眠多梦，妇女月经量少、色淡，甚至经闭。舌淡苔薄，脉细弱。

治法 养肝柔肝，活血舒筋。

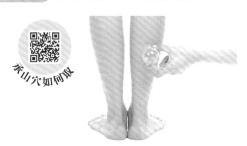

承山穴如何取

拔罐承山穴有疏肝气、调气血的功效。

拔罐承山穴
选择大小合适的火罐，吸拔承山穴，留罐5~10分钟。

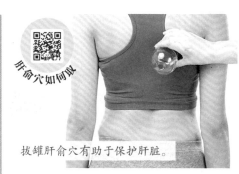

肝俞穴如何取

拔罐肝俞穴有助于保护肝脏。

拔罐肝俞穴
在背部膀胱经连续走罐，至皮肤潮红为度。走罐后吸拔肝俞穴，留罐5分钟。

| 承山穴 | 三阴交穴 | 肝俞穴 | 血海穴 |

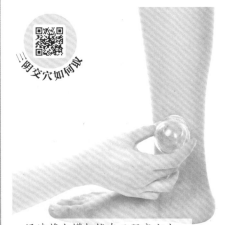

三阴交穴如何取

迅速将火罐扣拔在三阴交穴上。

拔罐三阴交穴
选择大小合适的火罐，吸拔在三阴交穴处，留罐5~10分钟。

血海穴如何取

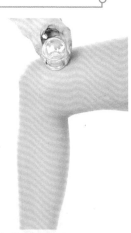

拔罐血海穴有补血养肝的功效。

拔罐血海穴
选择大小合适的火罐，吸拔血海穴，留罐5~10分钟。

鼻出血

一般发病较急，出血量多少不一，轻者仅鼻涕中带血，重者可引起失血性休克，反复出血则可导致贫血。中医认为，鼻出血主要是由于肺、胃、肝火热偏盛，通常因感染、发热性疾病、高血压、倒经等引发的鼻出血多属此。

> 在干燥季节，多喝水，少喝酒，少吃辛辣食物，多吃清热降火的食物。

可用脱脂棉止血，也可压迫鼻翼两侧止血。

拔罐大椎穴

选择大小合适的火罐，在大椎穴处吸拔，留罐5~10分钟。

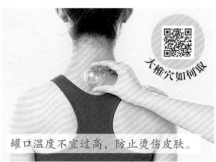

罐口温度不宜过高，防止烫伤皮肤。

大椎穴

内庭穴

芹菜菠萝汁

芹菜 50 克，菠萝 100 克，盐适量。芹菜去叶留茎，洗净，切段；菠萝去皮，切块，盐水浸泡 10 分钟。将两者一同倒入榨汁机中，加适量水榨汁即可。

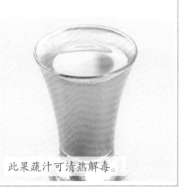

食疗方

此果蔬汁可清热解毒。

拔罐内庭穴

先用指腹按揉内庭穴 3 分钟，以有酸胀感为度，再选择大小适宜的火罐吸拔，留罐5~10分钟。

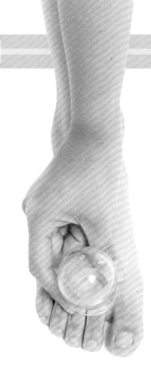

如肢体瘦小操作困难，可选择抽气罐，皮肤表面涂少量油性介质以增加吸附力。

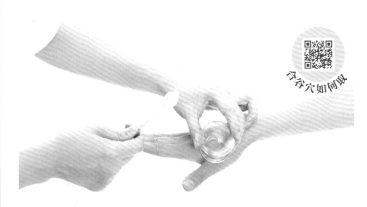

合谷穴如何取

如肢体瘦小操作困难，可选择抽气罐，皮肤表面涂少量油性介质以增加吸附力。

拔罐合谷穴

用指腹按揉合谷穴 3 分钟，以有酸胀感为度，再选择大小合适的罐吸拔，留罐 5~10 分钟。

肩井穴 　　　　　　　　　　　　　　　　　　合谷穴

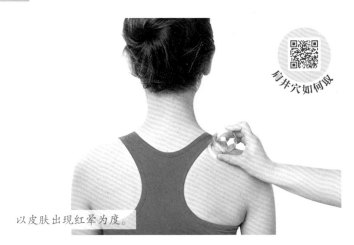

肩井穴如何取

以皮肤出现红晕为度。

拔罐肩井穴

选择大小合适的火罐，在肩井穴处吸拔，留罐 5~10 分钟。起罐后再用艾条温和灸该穴位 3~5 分钟，直到有温热感为宜。

痛风

痛风与嘌呤代谢紊乱，或尿酸排泄减少所致的高尿酸血症直接相关，痛风严重者可出现关节损伤、肾功能损害，常伴发高脂血症、高血压、冠心病等。

痛风属于中医"痹证"范畴，多由脾肾功能失调，致使湿浊内生所致，日久可致痛风性肾病，甚至慢性肾衰。

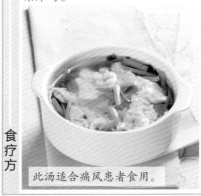

空心菜鸡蛋汤

空心菜 100 克，鸡蛋 2 个，盐适量。空心菜洗净，切段；把鸡蛋打成蛋液。空心菜段加水烧开，倒入蛋液稍煮，加盐调味即可。

食疗方

此汤适合痛风患者食用。

湿热痹阻型痛风

湿热痹阻型痛风

💗**发病原因** 湿邪入里化热，阻滞于关节。

➕**症状表现** 关节红肿热痛，病势较急，局部灼热，得凉缓解。伴发热、口渴、心烦、小便短黄。舌红、苔黄腻，脉滑数。

ℹ**治法** 通络，清热利湿。

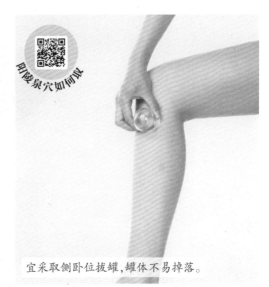

拔罐梁丘穴可以缓解胃部不适。

宜采取侧卧位拔罐，罐体不易掉落。

拔罐梁丘穴

选择大小合适的火罐，在梁丘穴处吸拔，留罐 5~10 分钟。

拔罐阳陵泉穴

先用指腹按揉阳陵泉穴 3 分钟，接着在该穴处吸拔，留罐 5~10 分钟。

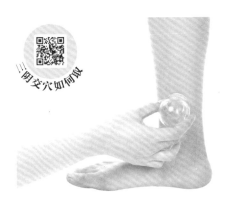

三阴交穴可同时调补脾、肝、肾三经。

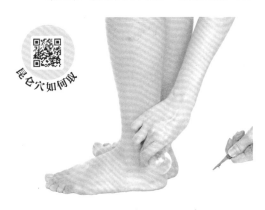

过饥、过饱、过度疲劳时不宜拔罐。

拔罐三阴交穴

先用指腹按揉三阴交穴 3 分钟，接着在该穴处吸拔，留罐 5~10 分钟。

拔罐昆仑穴

先用指腹按揉昆仑穴 3 分钟，接着在该穴处吸拔，留罐 5~10 分钟。

脾肾阳虚型痛风

❤发病原因 素体阳虚，损伤脾肾，关节失于濡养。

➕症状表现 关节肿痛持续，肢体及面部浮肿，气短乏力，腰膝酸软，畏寒肢冷，腹胀便溏。舌淡胖、苔薄白，脉沉细。

✚治法 健脾益肾，温阳散寒。

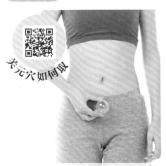

拔罐关元穴可培补阳气。

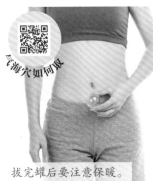

拔完罐后要注意保暖。

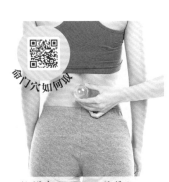

拔罐命门穴可温补肾阳。

拔罐关元穴

先用指腹按揉关元穴 3 分钟，接着在该穴处吸拔，留罐 5~10 分钟。起罐后再用艾条温和灸 3~5 分钟，直到有温热感为宜。

拔罐气海穴

先用指腹按揉气海穴 3 分钟，接着在该穴处吸拔，留罐 5~10 分钟。起罐后再用艾条温和灸 3~5 分钟，直到有温热感为宜。

拔罐命门穴

先用指腹按揉命门穴 3 分钟，接着在该穴处吸拔，留罐 5~10 分钟。起罐后再用艾条温和灸 3~5 分钟，直到有温热感为宜。

风寒湿痹型痛风

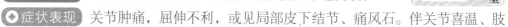

发病原因 风寒湿邪乘虚侵入，阻滞经络，痹阻不通而致。

症状表现 关节肿痛，屈伸不利，或见局部皮下结节、痛风石。伴关节喜温、肢体麻木、小便清长、大便溏薄。舌质淡红、苔薄白，脉弦紧或濡缓。

治法 祛风散寒，除湿通络。

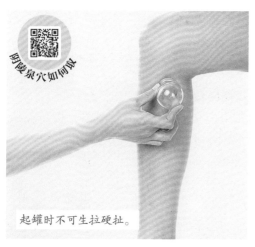

起罐时不可生拉硬扯。

拔罐阴陵泉穴

先用指腹按揉阴陵泉穴 3 分钟，接着在该穴处吸拔，留罐 5~10 分钟。起罐后再艾灸 3~5 分钟，直到有温热感为宜。

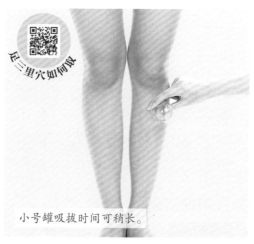

小号罐吸拔时间可稍长。

拔罐足三里穴

先用指腹按揉足三里穴 3 分钟，接着在该穴处吸拔，留罐 5~10 分钟。起罐后再艾灸 3~5 分钟，直到有温热感为宜。

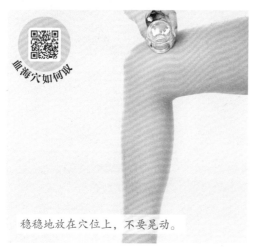

稳稳地放在穴位上，不要晃动。

拔罐血海穴

先用指腹按揉血海穴 3 分钟，接着在该穴处吸拔，留罐 5~10 分钟。

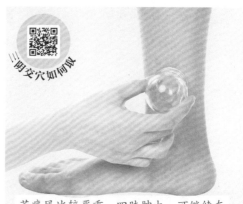

若痛风比较严重，四肢肿大，可继续在此穴相邻穴位处拔罐。

拔罐三阴交穴

先用指腹按揉三阴交穴 3 分钟，接着在该穴处吸拔，留罐 5~10 分钟。

肝肾阴虚型痛风

肝肾阴虚型痛风

❤发病原因 由于久病伤津，不能滋养肝肾，邪居筋骨而致。

➕症状表现 关节疼痛，反复发作，日久不愈，时轻时重；或关节变形，可见结节，屈伸不利。伴腰膝酸软、肌肤麻木不仁、神疲乏力、面色潮红。舌质干红、苔薄黄而干燥，脉弦细或细数。

⚙治法 补肝益肾，祛风除湿。

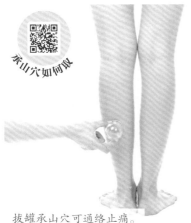

拔罐承山穴可通络止痛。

拔罐承山穴

先用指腹按揉承山穴 3 分钟，接着在该穴处吸拔，留罐 5~10 分钟。

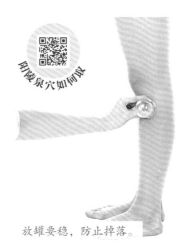

放罐要稳，防止掉落。

拔罐阳陵泉穴

先用指腹按揉阳陵泉穴 3 分钟，接着在该穴处吸拔，留罐 5~10 分钟。

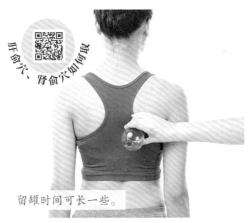

留罐时间可长一些。

拔罐肝俞穴、肾俞穴

在背部膀胱经连续走罐，重点拔肝俞穴、肾俞穴。走罐后分别在肝俞穴、肾俞穴留罐 5~10 分钟。

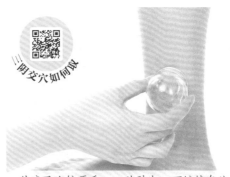

若痛风比较严重，四肢肿大，可继续在此穴相邻穴位处拔罐。

拔罐三阴交穴

先用指腹按揉三阴交穴 3 分钟，接着在该穴处吸拔，留罐 5~10 分钟。

肥胖

肥胖是指实际体重超过标准体重的20% 以上，常伴有各种由肥胖引起的其他病症，如糖尿病、高血压、心血管疾病等。肥胖主要是人体正气的虚衰，以脾胃功能失调、阳气虚损为本，涉及肝、肾功能失调，在此基础上产生痰浊、水湿、气滞血瘀，从而出现形体肥胖。

痰湿阻滞型肥胖

痰湿阻滞型肥胖

💗**发病原因** 痰湿内盛，留于体内，阻滞气机。

➕**症状表现** 形盛体胖，身体沉重，肢体困倦，胸膈痞满，痰涎壅盛，头晕目眩，口干而不欲饮，嗜食肥甘醇酒，神疲嗜卧。苔白腻或白滑，脉滑。

ℹ**治法** 燥湿化痰，理气消痞。

苹果玉米汤

苹果 2 个，玉米 1 根。苹果切块，玉米切段。将两者一起放入锅中，加适量水，大火煮开，再转小火煲 40 分钟即可。

食疗方

此汤可减脂减肥。

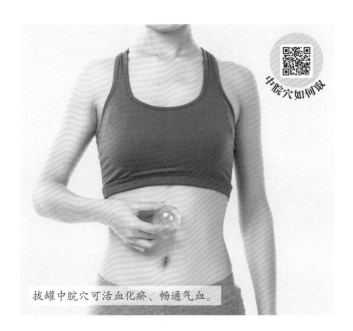

中脘穴如何取

拔罐中脘穴可活血化瘀、畅通气血。

拔罐中脘穴

先用手掌摩腹 10 圈左右，再选择大小合适的火罐，在中脘穴处吸拔，留罐5~10 分钟。

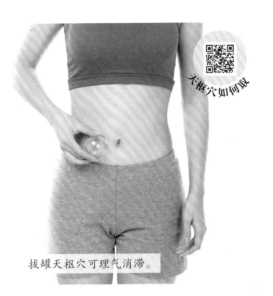

天枢穴如何取

拔罐天枢穴可理气消滞。

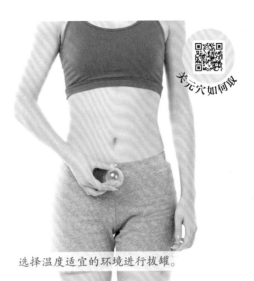

关元穴如何取

选择温度适宜的环境进行拔罐。

拔罐天枢穴

选择大小合适的火罐，在天枢穴处吸拔，留罐 5~10 分钟。

拔罐关元穴

先用手掌摩腹 10 圈左右，再选择大小合适的火罐，在关元穴处吸拔，留罐 5~10 分钟。

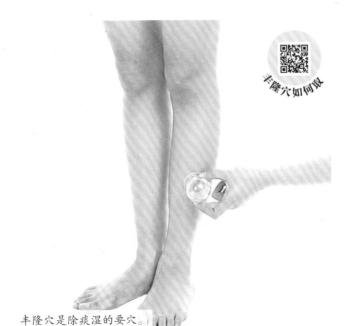

丰隆穴如何取

拔罐丰隆穴

选择大小合适的火罐，在丰隆穴处吸拔，留罐 5~10 分钟。

丰隆穴是除痰湿的要穴。

气滞血瘀型肥胖

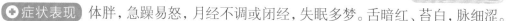

- **发病原因** 气滞血瘀，代谢降低，无力降浊化脂。
- **症状表现** 体胖，急躁易怒，月经不调或闭经，失眠多梦。舌暗红、苔白，脉细涩。
- **治法** 活血行气。

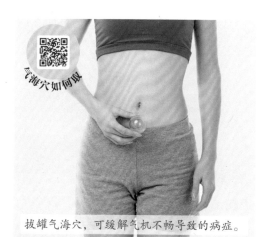

拔罐气海穴，可缓解气机不畅导致的病症。

拔罐气海穴

先用拇指指腹按揉气海穴 3 分钟，接着在该穴处吸拔，留罐 5~10 分钟。

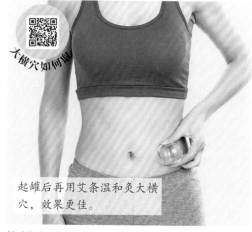

起罐后再用艾条温和灸大横穴，效果更佳。

拔罐大横穴

选择大小合适的火罐，吸拔在大横穴处，留罐 5~10 分钟。

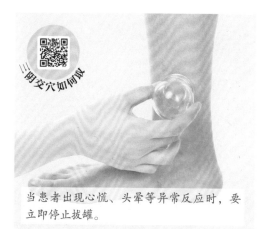

当患者出现心慌、头晕等异常反应时，要立即停止拔罐。

拔罐三阴交穴

选择大小合适的火罐，在三阴交穴处吸拔，留罐 5~10 分钟。

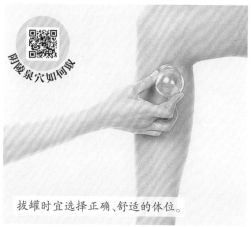

拔罐时宜选择正确、舒适的体位。

拔罐阴陵泉穴

先用拇指指腹按揉阴陵泉穴 3 分钟，接着在该穴处吸拔，留罐 5~10 分钟。

脾肾两虚型肥胖

- ❤发病原因 脾肾气虚，水湿痰浊内积，易致肥胖。
- ➕症状表现 形体肥胖，动则气短、汗出，精神倦怠，胃脘胀满，或大便溏薄。
- ⚡治法 补益脾肾。

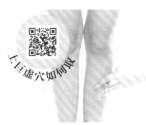 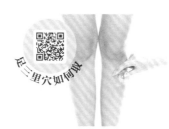 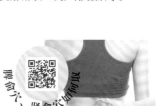

选用小号罐吸拔。　　　　足三里穴是健脾和胃的要穴。　　可缓解腹胀、消化不良等。

拔罐上巨虚穴

先用拇指指腹按揉上巨虚穴 3 分钟，再选择大小合适的火罐在该穴处吸拔，留罐 5~10 分钟。

拔罐足三里穴

先用拇指指腹按揉足三里穴 3 分钟，再选择大小合适的火罐在该穴处吸拔，留罐 5~10 分钟。

拔罐脾俞穴、肾俞穴

在背部膀胱经连续走罐，走罐后在脾俞穴、肾俞穴处吸拔，分别留罐 5~10 分钟。

肝胃积热型肥胖

- ❤发病原因 肝胃气滞，水谷精微不归正化，致痰热壅积，胃火旺盛。
- ➕症状表现 形体肥胖，面有油光，胃纳极佳，畏热烦躁，口苦咽干，或见尿黄、便秘。舌红、苔薄黄，脉弦滑。
- ⚡治法 疏肝养胃，清热减肥。

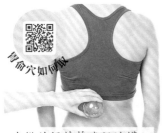 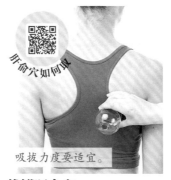 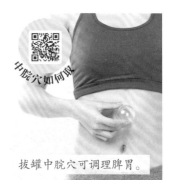

点燃的酒精棉球经过罐口时速度要快。　　吸拔力度要适宜。　　拔罐中脘穴可调理脾胃。

拔罐胃俞穴

在背部膀胱经连续走罐，走罐后在胃俞穴处吸拔，留罐 5~10 分钟。

拔罐肝俞穴

在背部膀胱经连续走罐，走罐后在肝俞穴处吸拔，留罐 5~10 分钟。

拔罐中脘穴

取大小合适的火罐，吸拔在中脘穴处，留罐 5~10 分钟。

湿疹

　　湿疹是一种慢性、炎症性、瘙痒性的皮肤病。好发于头面、耳后、四肢、手足等部位，有明显的瘙痒感，部分会出现皮肤溃烂，渗出液较多，反复发作，产生皮肤色素沉着及瘢痕。本病的发生内因主要与体质、腑脏功能失调有关；外因主要与外感风、湿、热邪及饮食不当相关。

风热袭表型湿疹

🫀发病原因　风热袭表，客于肌肤而发疹。

➕症状表现　发病迅速，身起红斑丘疹，剧烈瘙痒。舌质红、苔薄白或薄黄，脉浮数。

ℹ治法　疏风清热，解毒祛湿。

> 饮食多选用清热利湿的食物，少食鱼、虾、牛羊肉和刺激性食物。

湿疹有渗液的部位尽量少清洗，宜保持干燥。

肺俞穴

南瓜绿豆汤

绿豆 30 克，南瓜 50 克。绿豆要提前浸泡一夜；南瓜去皮、去瓤，洗净，切块。绿豆加适量水煮至开花，放入南瓜块，煮熟即可。

肺俞穴如何取

拔罐肺俞穴
选择大小合适的火罐，吸拔肺俞穴，留罐 5~10 分钟。

食疗方

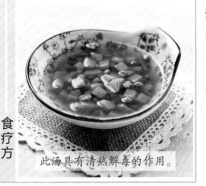
此汤具有清热解毒的作用。

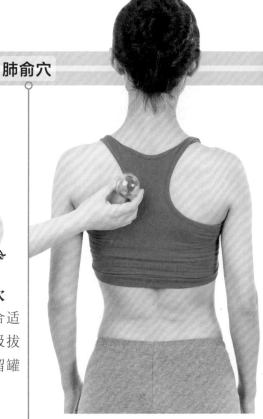
拔罐时间视情况而定，一般以皮肤发红或有肿起为度。

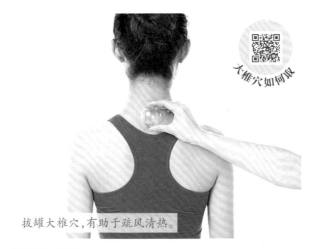

拔罐大椎穴,有助于疏风清热。

拔罐大椎穴

选择大小合适的火罐，吸拔大椎穴，留罐 5~10
分钟。

曲池穴　　　　　　　　大椎穴　　　　　　　　风门穴

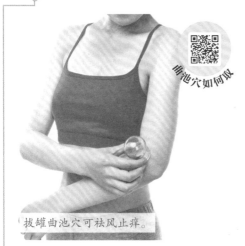

拔罐曲池穴可祛风止痒。

拔罐曲池穴

选择大小合适的火罐，吸拔曲池穴，
留罐 5~10 分钟。

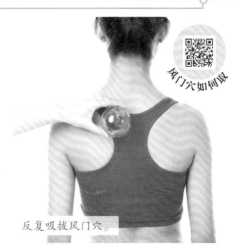

反复吸拔风门穴。

拔罐风门穴

先点按风门穴 3 分钟，然后采用闪罐
法在风门穴处反复吸拔 10~15 次。

湿热内蕴型湿疹

湿热内蕴型湿疹

发病原因 饮食不节，湿热内蕴，复感风邪，客于肌肤。

症状表现 多见于亚急性湿疹及体弱脾虚者。表现为皮肤轻度潮红，有淡红色或暗红色粟粒状丘疹、水疱，有轻度糜烂、渗出、结痂、脱屑反复发作，痒重，挠抓后糜烂渗出不止。舌质淡、苔白腻，脉沉缓。

治法 清热祛湿。

拔罐血海穴

选择大小合适的火罐，吸拔血海穴，留罐5~10分钟。

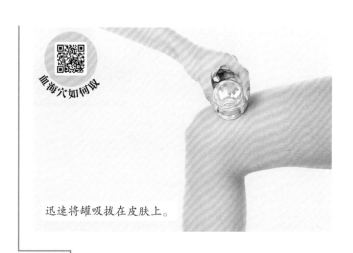

血海穴如何取

迅速将罐吸拔在皮肤上。

阴陵泉穴 | **血海穴** | **三阴交穴**

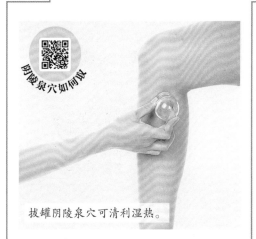

阴陵泉穴如何取

拔罐阴陵泉穴可清利湿热。

拔罐阴陵泉穴

选择大小合适的火罐，吸拔阴陵泉穴，留罐5~10分钟。

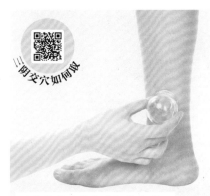

三阴交穴如何取

以皮肤充血或出现红晕为度。

拔罐三阴交穴

选择大小合适的火罐，吸拔三阴交穴，留罐5~10分钟。

脾虚血燥型湿疹

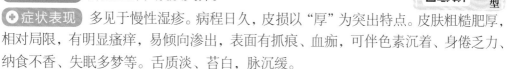
脾虚血燥型湿疹

💗**发病原因** 脾虚血燥，肌肤失养。

➕**症状表现** 多见于慢性湿疹。病程日久，皮损以"厚"为突出特点。皮肤粗糙肥厚，相对局限，有明显瘙痒，易倾向渗出，表面有抓痕、血痂，可伴色素沉着、身倦乏力、纳食不香、失眠多梦等。舌质淡、苔白，脉沉缓。

🔶**治法** 健脾祛湿，养血活血。

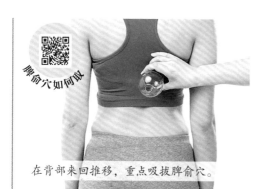
脾俞穴如何取
在背部来回推移，重点吸拔脾俞穴。

拔罐脾俞穴
在背部膀胱经连续走罐，然后在脾俞穴处吸拔，留罐5~10分钟。

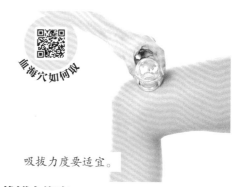
血海穴如何取
吸拔力度要适宜。

拔罐血海穴
选择大小合适的火罐，吸拔血海穴，留罐5~10分钟。

足三里穴　　脾俞穴　　血海穴　　三阴交穴

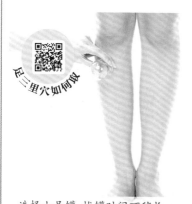
足三里穴如何取
选择小号罐，拔罐时间可稍长。

拔罐足三里穴
选择大小合适的火罐，吸拔足三里穴，留罐5~10分钟。

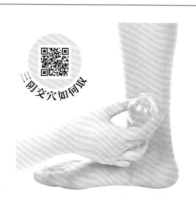
三阴交穴如何取
拔罐三阴交穴可通调肝、脾、肾。

拔罐三阴交穴
选择大小合适的火罐，吸拔三阴交穴，留罐5~10分钟。

荨麻疹

　　荨麻疹俗称"风疹块"，表现为皮肤各处出现大小不等、数目不定的红色丘疹，瘙痒难忍，消退后不留痕迹。中医认为，荨麻疹多由外感风寒、风热之邪；或进食鱼虾海味，脾胃湿热；或营卫失调，气血虚弱等诸多因素而致。也有因情志不遂、肝郁不舒、郁而化火、复感风邪而发。

> 若荨麻疹同时伴有喉头水肿、胸闷、呼吸困难等，应及时就医。

平时应避免接触过敏原，注意休息。

外感风邪型荨麻疹

发病原因 风热外袭，客于肌表。

症状表现 皮疹为风团、潮红斑，大小不等，形状各异。常突然发生，成批出现，数小时后又迅速消退，消退后不留痕迹。但容易反复发作。

治法 祛风解毒。

曲池穴

薏米老鸭汤

老鸭块 200 克，薏米 20 克，姜块、葱段、盐各适量。老鸭块沸水氽去血沫，薏米洗净。老鸭块、薏米、姜块、葱段放入锅中，炖至鸭肉熟烂，加盐即可。

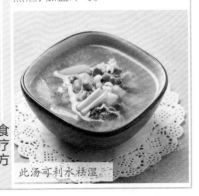

此汤可利水祛湿

食疗方

拔罐曲池穴
先用食指指腹按揉曲池穴 3 分钟，以有酸胀感为宜，再选择大小合适的火罐吸拔，留罐 5~10 分钟。

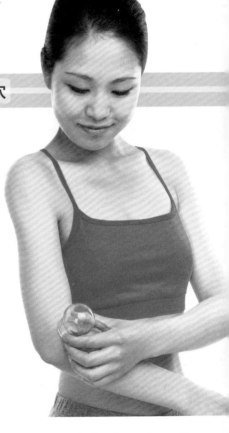

火焰不宜在罐内停留太久，以免罐具过热。

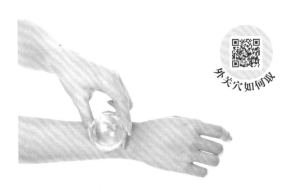

外关穴如何取

如肢体瘦小操作困难，可选择抽气罐，皮肤表面涂少量油性介质以增加吸附力。

拔罐外关穴

先用拇指指腹按揉外关穴 3 分钟，以有酸胀感为度，再选择适宜的火罐吸拔，留罐 5~10 分钟。

风池穴	外关穴	大椎穴

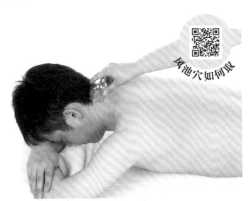

风池穴如何取

拔罐风池穴有助于疏风清热。

拔罐风池穴

选择大小合适的抽气罐，在风池穴处吸拔，留罐 5~10 分钟。

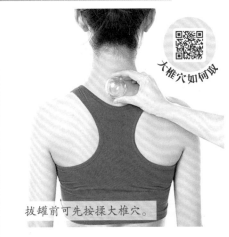

大椎穴如何取

拔罐前可先按揉大椎穴。

拔罐大椎穴

先按揉大椎穴 3 分钟，再用小号罐吸拔，留罐 5~10 分钟。

胃肠积热型荨麻疹

胃肠积热型荨麻疹

💗**发病原因**　过食鱼、虾、荤腥等物，或有肠胃不和，蕴湿生热，郁于肌腠而发。

➕**症状表现**　皮疹色红，成块成片，伴脘腹疼痛、恶心呕吐、便秘或泄泻。苔黄腻，脉滑数。

ℹ**治法**　清热泻火，凉血解毒。

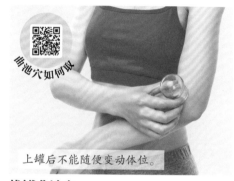
上罐后不能随便变动体位。

拔罐曲池穴
选择大小合适的火罐，吸拔在曲池穴处，留罐 5~10 分钟。

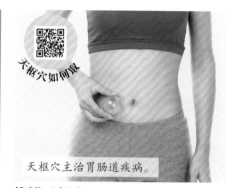
天枢穴主治胃肠道疾病。

拔罐天枢穴
选择大小合适的火罐，吸拔在天枢穴处，留罐 5~10 分钟。

三阴交穴　　**曲池穴**　　　**天枢穴**　　**足三里穴**

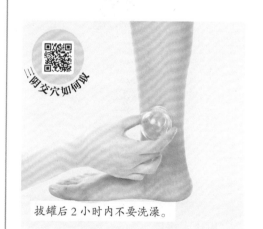
拔罐后 2 小时内不要洗澡。

拔罐三阴交穴
先用手指指腹按揉三阴交穴 3 分钟，以有酸胀感为宜，再选择大小合适的火罐吸拔，留罐 5~10 分钟。

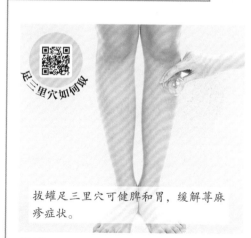
拔罐足三里穴可健脾和胃，缓解荨麻疹症状。

拔罐足三里穴
先用手指指腹按揉足三里穴 3 分钟，以有酸胀感为宜，再选择大小合适的火罐吸拔，留罐 5~10 分钟。

血虚风燥型荨麻疹

💗发病原因 气血亏虚，风邪乘虚而入，致营卫失和。

➕症状表现 荨麻疹反复发作，迁延日久，午后或夜间加剧，伴心烦少寐、口干、手足心热。舌红、少苔，脉细数无力。

ⓘ治法 清热凉血，养血润燥。

拔罐大椎穴

先按揉大椎穴 3 分钟，再用小号罐吸拔，留罐 5~10 分钟。

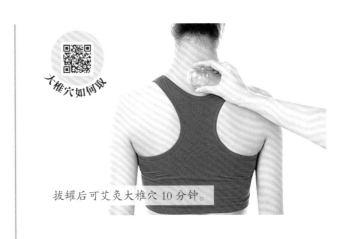

大椎穴如何取

拔罐后可艾灸大椎穴 10 分钟。

| 血海穴 | 大椎穴 | 三阴交穴 |

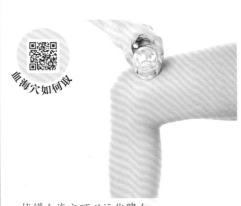

血海穴如何取

拔罐血海穴可以运化脾血。

拔罐血海穴

选择大小合适的火罐，吸拔在血海穴处，留罐 5~10 分钟。

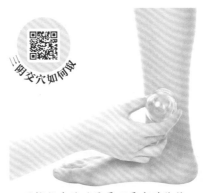

三阴交穴如何取

吸拔住皮肤后尽量不要变动体位。

拔罐三阴交穴

选择大小合适的火罐，吸拔在三阴交穴处，留罐 5~10 分钟。

痤疮

痤疮也称"青春痘"，好发于青春期，多在面部、前胸及背部皮脂腺发达部位分布。表现为脓疱、结节、囊肿、黑头、粉刺等，伴有皮脂溢出。痤疮多由肺经风热，熏蒸肌肤；或过食辛辣油腻食物，脾胃湿热蕴积，侵蚀肌肤；或冲任不调，肌肤疏泄功能失常而发。

> 切忌挤压痤疮，忌用刺激性较强的香皂洗脸。

注意皮肤清洁卫生，禁食辛辣刺激性食物。

脾胃湿热型痤疮

脾胃湿热型痤疮

🫀发病原因 湿热蕴结脾胃，上蒸于面部，形成痤疮。

⊕症状表现 此类型常见于炎性痤疮。患者常处于青春期，皮疹好发于颜面部，胸背部可有少量皮疹，皮损以红色丘疹为主，个别丘疹上有脓头，痒痛相兼，大便干结。舌红、苔薄白或薄黄，脉滑。

🔄治法 健脾和胃，清热利湿。

足三里穴

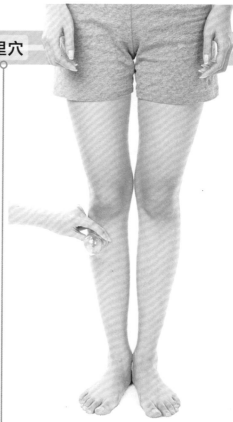

使用火罐时注意不要烫伤皮肤。

牛奶麦片

鲜牛奶 250 毫升，麦片 50 克。鲜牛奶加热至 80℃ 左右，放入麦片，泡 5~8 分钟即可食用。

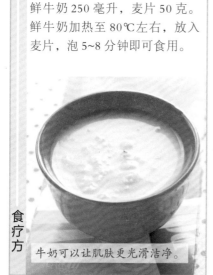

食疗方

牛奶可以让肌肤更光滑洁净。

足三里穴如何取

拔罐足三里穴
选择大小合适的火罐，在足三里穴处吸拔，留罐 10 分钟。

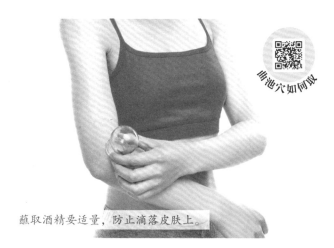

蘸取酒精要适量，防止滴落皮肤上。

拔罐曲池穴

选择大小合适的火罐，在曲池穴处吸拔，留罐 5~10
分钟。

天枢穴　　　　　　　曲池穴

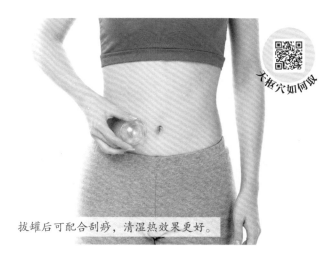

拔罐后可配合刮痧，清湿热效果更好。

拔罐天枢穴

选择大小合适的火罐，在天枢穴处吸拔，留罐 5~10
分钟。

肺经风热型痤疮

发病原因 肺经风热，壅阻于肌肤。

症状表现 粉刺初起，红肿疼痛，面部瘙痒，可伴有口干、小便黄、大便干燥。舌红苔黄，脉象浮数。

治法 清热泻火，凉血解毒。

拔罐风门穴

选择大小合适的火罐，在风门穴处吸拔，留罐 5~10 分钟。

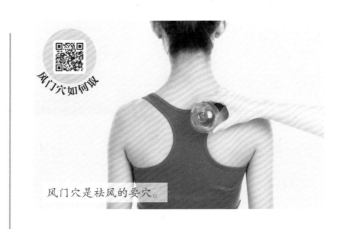

风门穴是祛风的要穴。

| 大椎穴 | 风门穴 | 肺俞穴 |

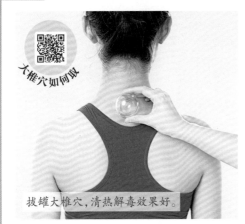

拔罐大椎穴，清热解毒效果好。

拔罐大椎穴

选择大小合适的火罐，在大椎穴处吸拔，留罐 5~10 分钟。

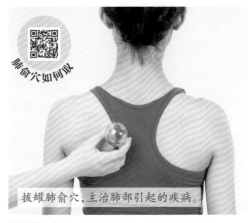

拔罐肺俞穴，主治肺部引起的疾病。

拔罐肺俞穴

在背部膀胱经连续走罐，走罐后在肺俞穴处吸拔，留罐 5~10 分钟。

冲任不调型痤疮

💗发病原因 冲任二脉失调，月经来潮前，气有余便是火，炼津为痰，形成痤疮。

➕症状表现 皮损集中在颜面部，以暗红色的丘疹、结节为主，时有疼痛。伴有月经不调，常夹杂血块。舌淡、苔薄白，脉滑或细。

✳治法 调理冲任，活血疏肝。

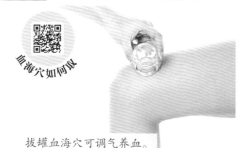

血海穴如何取

拔罐血海穴可调气养血。

拔罐血海穴
选择大小合适的火罐，在血海穴处吸拔，留罐 5~10 分钟。

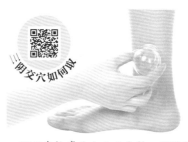

三阴交穴如何取

可以先按摩此穴 3~5 分钟，再进行拔罐。

拔罐三阴交穴
选择大小合适的火罐，在三阴交穴处吸拔，留罐 5~10 分钟。

| 肾俞穴 | 血海穴 | | 肝俞穴 | 三阴交穴 |

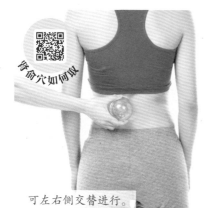

肾俞穴如何取

可左右侧交替进行。

拔罐肾俞穴
选择大小合适的火罐，在肾俞穴处吸拔，留罐 5~10 分钟。

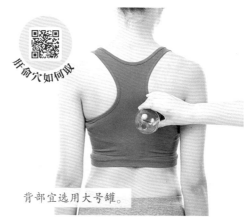

肝俞穴如何取

背部宜选用大号罐。

拔罐肝俞穴
选择大小合适的火罐，在肝俞穴处吸拔，留罐 5~10 分钟。

雀斑

雀斑是一种常见于面部的褐色点状色素沉着斑。雀斑多由于皮肤中的代谢垃圾、有害物和黑色素不能随着人体的正常新陈代谢排出去，逐渐沉积形成。日晒也可促使雀斑发生，且在夏季，可由于日晒而变得比较明显。

> 治疗期间注意休息，避免长时间户外活动，避免在阳光下暴晒。
>
> 少食或勿食刺激性食物，如辣椒、浓茶、白酒等。

雀斑有什么表现

临床表现为前额、鼻梁和脸颊等部位出现针尖至米粒大小的浅褐色小斑点，有时还会出现在颈部、肩部和手背，无痛、痒等异常感觉。

大椎穴

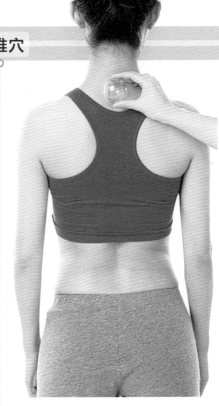

吸拔力度要适宜。

木耳大枣汤

木耳（干）5克，大枣5颗。将木耳泡发，去根部，撕成小块，洗净；大枣洗净，去核。将两者一同放入锅中，加适量水煮成汤。

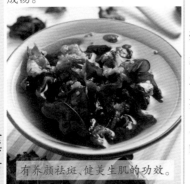

食疗方

有养颜祛斑、健美生肌的功效。

大椎穴如何取

拔罐大椎穴

先按揉大椎穴3分钟，再选择大小合适的火罐吸拔，留罐5~10分钟。

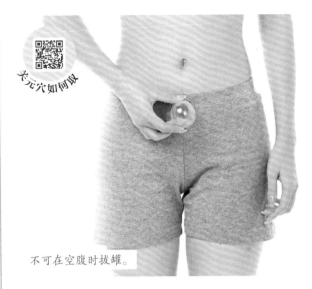

不可在空腹时拔罐。

拔罐关元穴

选择大小合适的火罐，在关元穴处吸拔，留罐 5~10 分钟。

足三里穴　　　　关元穴　　　　三阴交穴

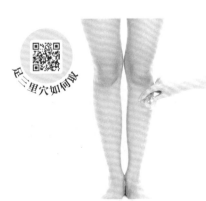

拔完罐后要注意清洁罐具。

拔罐足三里穴

选择大小合适的火罐，在足三里穴处吸拔，留罐 5~10 分钟。

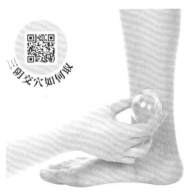

拔罐三阴交穴可以活血通络。

拔罐三阴交穴

先用拇指按压三阴交穴 3 分钟左右，再选择大小合适的火罐，在三阴交穴处吸拔，留罐 5~10 分钟。

睑腺炎

拔罐视频 睑腺炎

睑腺炎，又称"麦粒肿""针眼"，是一种眼睑腺体的急性化脓性炎症病变，具有急性炎症常表现出的红、肿、热、痛等典型症状。

睑腺炎有什么表现

临床表现为眼睑痒痛、红肿，按上去有小硬结，形如麦粒，压痛明显。局部红肿，疼痛加剧，逐渐成脓，脓头破溃或切开排出脓后，症状可减轻。

> ❝不要随意挤压患处，以免造成感染；拔罐治疗睑腺炎适合早期局部红肿、硬结尚未成脓者。❞
>
> 禁食辛辣刺激性食物。

菊花粥

菊花（干）3朵，大米50克，枸杞子2颗，冰糖适量。把干菊花磨成菊花末，大米、枸杞子分别淘洗干净。把所有原材料一起放入锅中加适量水煮熟。稍温服食，每日2次。

大椎穴如何取

拔罐大椎穴
选择大小合适的火罐，在大椎穴处吸拔，留罐5~10分钟。

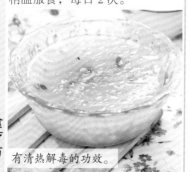

食疗方

有清热解毒的功效。

大椎穴

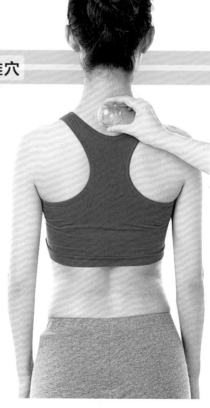

取俯卧位操作，罐体不易掉落。

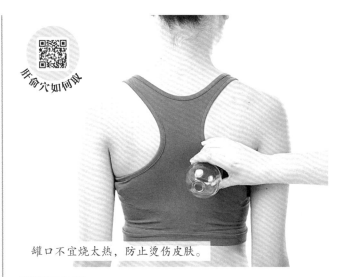

肝俞穴如何取

罐口不宜烧太热，防止烫伤皮肤。

拔罐肝俞穴

选择大小合适的火罐，在肝俞穴处吸拔，留罐5~10分钟。

| 曲池穴 | 肝俞穴 | 风池穴 |

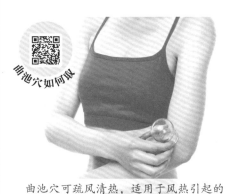

曲池穴如何取

曲池穴可疏风清热，适用于风热引起的睑腺炎。

拔罐曲池穴

选择大小合适的火罐，在曲池穴处吸拔，留罐5~10分钟。

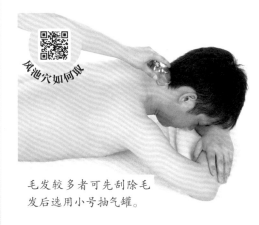

风池穴如何取

毛发较多者可先刮除毛发后选用小号抽气罐。

拔罐风池穴

选择大小合适的抽气罐，在风池穴处吸拔，留罐5~10分钟。

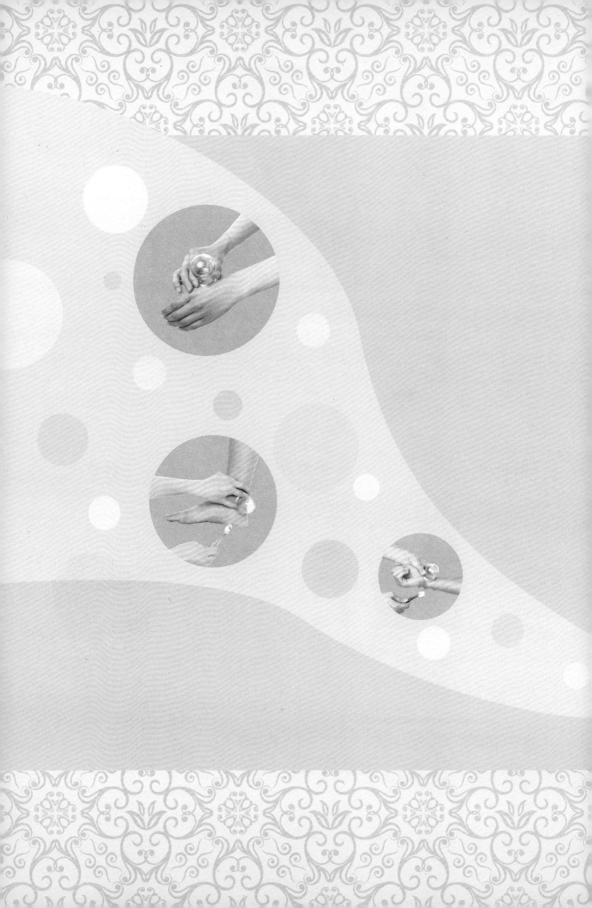

第四章

给老爸老妈拔罐，保身体康健

父母年纪渐大，身体抵抗力会下降，很容易出现一些健康问题，如冠心病、高血压、糖尿病等，这些慢性病可以通过有效的方法慢慢调理。中医拔罐疗法有助于疏通经络，使气血畅通，鼓舞人体正气，从而帮助体内邪气排出。气血畅通了，抵抗力增强了，再配合其他疗法，疾病自然就好得快。长期坚持拔罐可以让父母的身体更加健康、硬朗。

高血压

高血压对中老年人来说，是常见病、多发病。中医多将本病归于"眩晕病"范畴。主要由情志失常、饮食失节和内伤虚损等导致肝肾功能失调所致；病位在肝肾，又可互为标本。

阴虚阳亢型高血压

❤发病原因 肾阴素亏，不养于肝，肝阳上亢而见眩晕、不寐等症。

➕症状表现 眩晕，耳鸣，视物模糊，心中虚烦，失眠多梦。舌质红，脉弦细数。

❂治法 平肝潜阳，滋阴益肾。

> 饮食宜清淡，多吃粗粮、杂粮、新鲜蔬菜，少吃油腻食物，少饮浓茶、咖啡。

戒烟戒酒，规律饮食。

三阴交穴

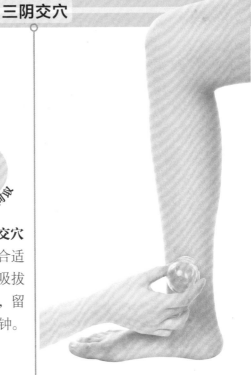

吸拔力度要适宜。

白萝卜莲藕汁

白萝卜、莲藕各100克，蜂蜜适量。白萝卜、莲藕分别洗净切块，分别加适量水榨汁，过滤。将白萝卜汁与莲藕汁混合，加蜂蜜搅拌均匀即可。

食疗方

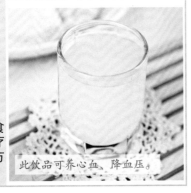

此饮品可养心血、降血压。

三阴交穴如何取

拔罐三阴交穴
选择大小合适的火罐，吸拔三阴交穴，留罐5~10分钟。

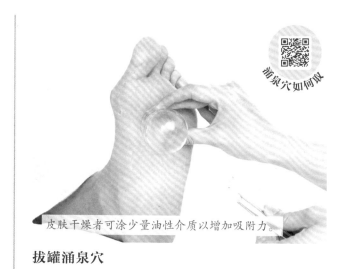

皮肤干燥者可涂少量油性介质以增加吸附力。

涌泉穴如何取

拔罐涌泉穴

选择大小合适的火罐,吸拔涌泉穴,留罐5~10分钟。

肝俞穴　　　　　涌泉穴　　　　　太溪穴

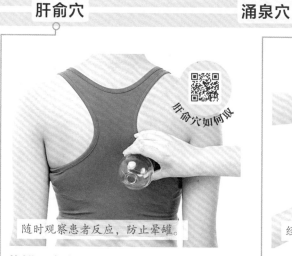

肝俞穴如何取

随时观察患者反应，防止晕罐。

拔罐肝俞穴

选择大小合适的火罐, 在肝俞穴处吸拔,
留罐5~10分钟。

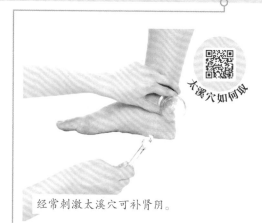

太溪穴如何取

经常刺激太溪穴可补肾阴。

拔罐太溪穴

先用指腹按揉太溪穴3分钟,以有酸胀
感为度,再选择大小合适的罐吸拔,留
罐5~10分钟。

痰湿壅盛型高血压

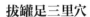

发病原因 嗜食肥甘厚味，劳倦太过，损伤脾胃，聚湿成痰，清阳不升，浊阴不降，而见多种病症。

症状表现 胸脘痞闷，心悸，眩晕，恶心呕吐，肢麻。苔厚腻，脉弦滑或濡滑。

治法 化痰祛湿，健脾和胃。

拔罐足三里穴

选择大小合适的火罐，在足三里穴处吸拔，留罐5~10分钟。起罐后再用艾条温和灸足三里穴3~5分钟，以有温热感为宜。

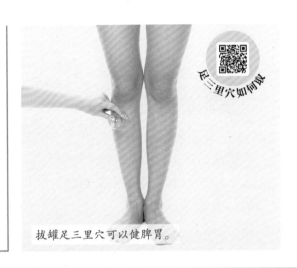

拔罐足三里穴可以健脾胃。

足三里穴　　　阳陵泉穴　　　丰隆穴

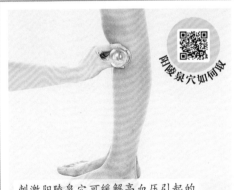

刺激阳陵泉穴可缓解高血压引起的肢麻症状。

拔罐阳陵泉穴

选择大小合适的火罐，在阳陵泉穴处吸拔，留罐5~10分钟。

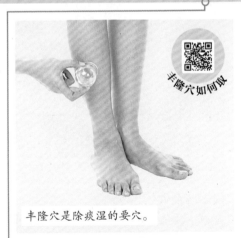

丰隆穴是除痰湿的要穴。

拔罐丰隆穴

先用拇指指腹按揉丰隆穴3分钟，再选择大小合适的火罐吸拔，留罐5~10分钟。

气虚血瘀型高血压

发病原因 气虚无力推动血行，血行不畅，多见于高血压后期。

症状表现 头晕耳鸣，咽干口燥，腰膝酸软，失眠健忘，五心烦热，神疲乏力，气短懒言。舌质淡胖、边有齿痕，脉细无力。

治法 补气活血。

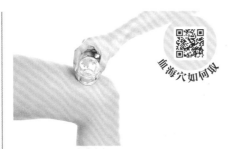

拔罐血海穴可以畅通气血，活血化瘀。

拔罐血海穴
选择大小合适的火罐，在血海穴处吸拔，留罐 5~10 分钟。

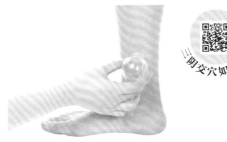

拔罐前适当按摩此穴，可以更好地调补气血。

拔罐三阴交穴
选择大小合适的火罐，在三阴交穴处吸拔，留罐 5~10 分钟。

| 血海穴 | 气海穴 | 三阴交穴 | 足三里穴 |

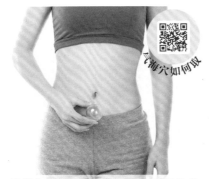

拔罐气海穴可以行气活血，缓解气虚血瘀的症状。

拔罐气海穴
选择大小合适的火罐，在气海穴处吸拔，留罐 5~10 分钟。

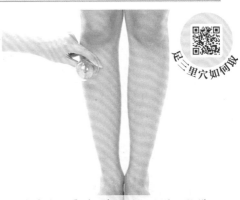

若患者出现晕罐现象，应立即停止拔罐。

拔罐足三里穴
选择大小合适的火罐，在足三里穴处吸拔，留罐 5~10 分钟。

糖尿病

糖尿病临床表现为多尿、多饮、多食、身体消瘦，即"三多一少"。常伴有乏力、虚弱、皮肤瘙痒、四肢酸痛、便秘、视力障碍等。中医认为，饮食不节、情志失调、劳欲过度、素体虚弱等因素均可导致糖尿病。该病的病机特征是阴虚燥热。

阴虚热盛型糖尿病

💓发病原因 阴液不足，虚热内生，脏腑之间阴阳失调所致。

➕症状表现 烦渴多饮，咽干舌燥，多食善饥，溲赤便秘。舌红少津、苔黄，脉滑数或弦数。

❽治法 清热，养阴增液。

> 糖尿病患者宜少食多餐，避免食用高热量食物。

保持情志舒畅，气血流通，以利于控制病情。

肺俞穴

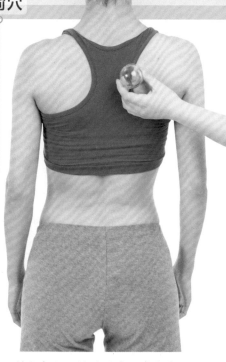

刺激本穴可辅助治疗阴虚热盛型糖尿病。

苋菜糙米粥

苋菜 20 克，糙米 40 克，盐适量。苋菜洗净切碎；糙米洗净。将糙米加适量水煮粥，粥将熟时加入苋菜碎和盐，大火煮开即可。

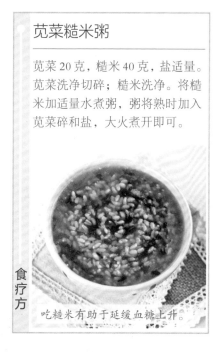

吃糙米有助于延缓血糖上升。

食疗方

拔罐肺俞穴 选择大小合适的火罐，在肺俞穴处吸拔，留罐10分钟。

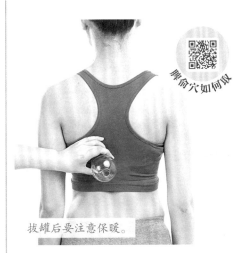

拔罐后要注意保暖。

拔罐脾俞穴

在背部膀胱经走罐，以皮肤发红为度。走罐后在脾俞穴留罐 5~10 分钟。

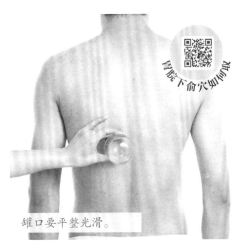

罐口要平整光滑。

拔罐胃脘下俞穴

在背部膀胱经走罐，以皮肤发红为度。走罐后在胃脘下俞穴留罐 5~10 分钟。

| 胃俞穴 | 脾俞穴 | 胃脘下俞穴 | 阴陵泉穴 |

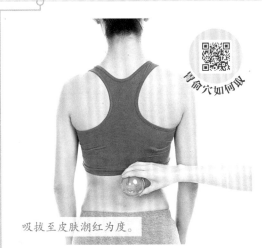

吸拔至皮肤潮红为度。

拔罐胃俞穴

选择大小合适的火罐，在胃俞穴处吸拔，留罐 5~10 分钟。

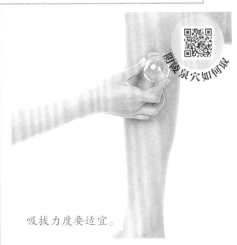

吸拔力度要适宜。

拔罐阴陵泉穴

选择大小合适的火罐，在阴陵泉穴处吸拔，留罐 5~10 分钟。起罐后再用艾条温和灸该穴位 3~5 分钟，以皮肤感到温热舒适为宜。

气阴两虚型糖尿病

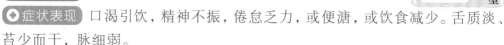

⊗发病原因 气阴不足，脾失健运，无以充养。

⊕症状表现 口渴引饮，精神不振，倦怠乏力，或便溏，或饮食减少。舌质淡、苔少而干，脉细弱。

✿治法 益气健脾，生津止渴。

拔罐脾俞穴

选择大小合适的火罐，用闪罐法在脾俞穴处反复吸拔 10~15 次。

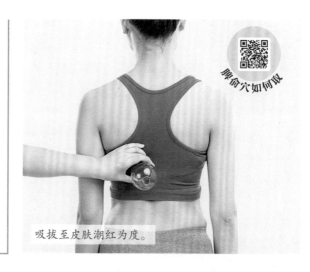

吸拔至皮肤潮红为度。

脾俞穴　　地机穴　　　　　　　胃俞穴

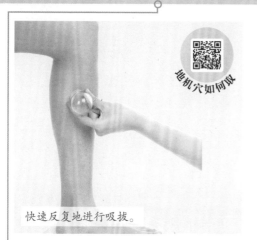

快速反复地进行吸拔。

拔罐地机穴

选择大小合适的火罐，用闪罐法在地机穴处反复吸拔 10~15 次。

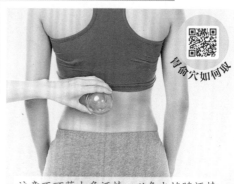

注意不可蘸太多酒精，以免火焰随酒精滴燃，灼伤皮肤。

拔罐胃俞穴

选择大小合适的火罐，在胃俞穴处吸拔，留罐 5~10 分钟。

阴阳两虚型糖尿病

💓**发病原因** 多见于糖尿病中后期，阴损及阳，肾阳亏虚，失于固摄。

➕**症状表现** 小便频数，混浊如膏，甚至饮一溲一，面色黧黑，腰膝酸软，形寒畏冷，阳痿不举。舌淡苔白，脉沉细无力。

➋**治法** 滋阴温阳，补肾固涩。

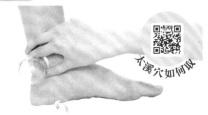

拔罐太溪穴具有益肾补虚的功效。

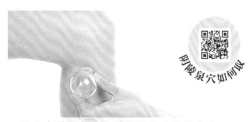

肌肉丰厚的部位火罐能较好吸拔住皮肤。

拔罐太溪穴
先用拇指指腹按揉太溪穴 3 分钟，再选择大小合适的火罐，在太溪穴处吸拔，留罐 5~10 分钟。

拔罐阴陵泉穴
选择大小合适的火罐，在阴陵泉穴处吸拔，留罐 5~10 分钟。起罐后再用艾条温和灸该穴位 3~5 分钟。

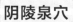

| 太溪穴 | 关元穴 | 阴陵泉穴 | 气海穴 |

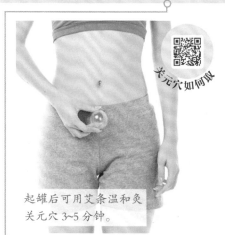

起罐后可用艾条温和灸关元穴 3~5 分钟。

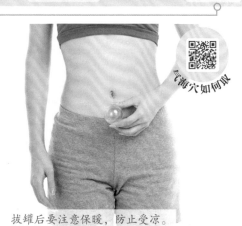

拔罐后要注意保暖，防止受凉。

拔罐关元穴
选择大小合适的火罐，在关元穴处吸拔，留罐 5~10 分钟。

拔罐气海穴
选择大小合适的火罐，在气海穴处吸拔，留罐 5~10 分钟。

冠心病

冠心病是指冠状动脉粥样硬化导致心肌缺血、缺氧而引起的心脏病。多由气血不足、气虚血瘀、痰瘀阻络等引起，表现为阵发性前胸部压榨性疼痛，或表现为持久的胸骨后剧烈疼痛、心悸等。轻者仅胸闷气憋，重者胸部疼痛可放射至背部，面色苍白。

气滞血瘀型冠心病

发病原因 情志不遂，脏气不平，气机逆乱，血脉运行不畅而发生心痛。

症状表现 心胸满闷，隐痛阵阵，痛有定处，情绪不遂可引起或加重病情，伴胸胁胀痛，善叹息。舌质紫暗或有瘀斑，脉涩或结代。

治法 理气活血，通脉止痛。

> 如发生急性胸前区疼痛，疑似心绞痛发作者应第一时间急诊就医，切勿自行治疗。

平时应避免劳累和情绪波动，忌烟酒。

心俞穴

海带豆腐汤

豆腐 150 克，海带 100 克，盐适量。豆腐洗净，切块；海带洗净，切条。锅中加水，放入海带条煮软，放入豆腐块煮熟，加盐调味即可。

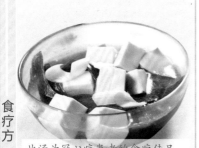

食疗方

此汤为冠心病患者的食疗佳品。

心俞穴如何取

拔罐心俞穴
选择大小合适的火罐，在心俞穴处吸拔，留罐 5~10 分钟。起罐后再用艾条温和灸该穴位 3~5 分钟。

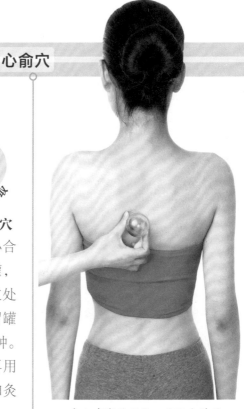

心俞穴有宽胸理气、通络安神的功效。

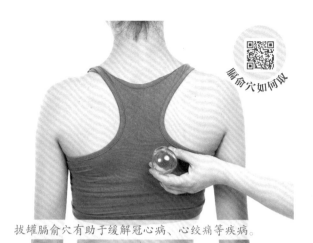

膈俞穴如何取

拔罐膈俞穴有助于缓解冠心病、心绞痛等疾病。

拔罐膈俞穴

选择大小合适的火罐，在膈俞穴处吸拔，留罐 5~10 分钟。

膻中穴	膈俞穴	内关穴

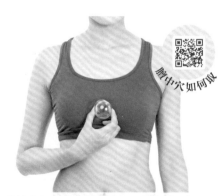

膻中穴如何取

胸闷气短时适当刺激此穴，可宽胸理气。

拔罐膻中穴

选择大小合适的火罐，在膻中穴处吸拔，留罐 5~10 分钟。

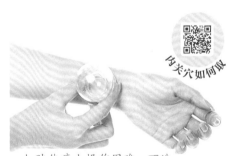

内关穴如何取

如肢体瘦小操作困难，可选择抽气罐，皮肤表面涂少量油性介质以增加吸附力。

拔罐内关穴

选择大小合适的火罐，在内关穴处吸拔，留罐 5~10 分钟。

痰热扰心型冠心病

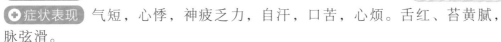

💓 发病原因 痰火上扰，内阻心胸。

➕ 症状表现 气短，心悸，神疲乏力，自汗，口苦，心烦。舌红、苔黄腻，脉弦滑。

ℹ 治法 清热化痰，理气通脉。

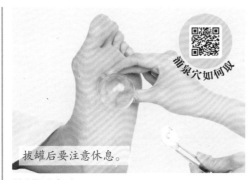

拔罐后要注意休息。

拔罐涌泉穴

先用拇指指腹按揉涌泉穴 3 分钟，再选择大小合适的火罐，在涌泉穴处吸拔，留罐 5~10 分钟。

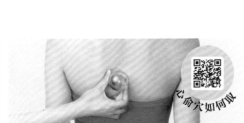

不会操作火罐者，也可换用抽气罐或多功能拔罐器。

拔罐心俞穴

选择大小合适的火罐，在心俞穴处吸拔，留罐 5~10 分钟。

| 涌泉穴 | 丰隆穴 | 心俞穴 | 中脘穴 |

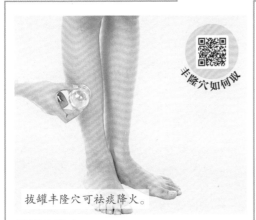

拔罐丰隆穴可祛痰降火。

拔罐丰隆穴

选择大小合适的火罐，在丰隆穴处吸拔，留罐 5~10 分钟。

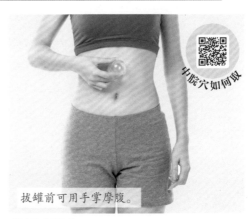

拔罐前可用手掌摩腹。

拔罐中脘穴

选择大小合适的火罐，在中脘穴处吸拔，留罐 5~10 分钟。

阴寒凝滞型冠心病

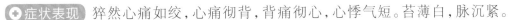

阴寒凝滞型冠心病

发病原因 寒邪内侵，心脉凝滞不通。

症状表现 猝然心痛如绞，心痛彻背，背痛彻心，心悸气短。苔薄白，脉沉紧。

治法 辛温散寒，宣通心阳。

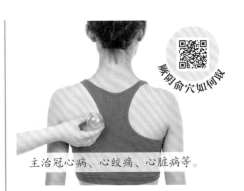

厥阴俞穴如何取

主治冠心病、心绞痛、心脏病等。

拔罐厥阴俞穴

选择大小合适的火罐，在厥阴俞穴处吸拔，留罐 5~10 分钟。起罐后再艾灸该穴 3~5 分钟。

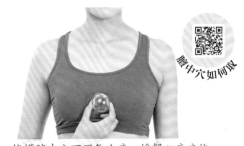

膻中穴如何取

拔罐膻中穴可理气止痛，缓解心痛症状。

拔罐膻中穴

选择大小合适的火罐，在膻中穴处吸拔，留罐 5~10 分钟。起罐后再艾灸该穴位 3~5 分钟，以有温热感为宜。

| 厥阴俞穴 | 足三里穴 | 膻中穴 |

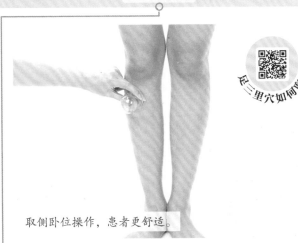

足三里穴如何取

取侧卧位操作，患者更舒适。

拔罐足三里穴

选择大小合适的火罐，在足三里穴处吸拔，留罐 5~10 分钟。

耳鸣耳聋

耳鸣耳聋是指因脏腑失调、耳窍失养或邪犯耳窍所致的单耳或双耳出现耳内鸣响，听力减退，甚则失听的耳病。患者自觉耳内鸣响，妨碍听觉的称耳鸣；听力减退，妨碍交谈，甚至听觉丧失，影响生活的称耳聋。

> 要恢复听力需保持良好的精神状态，多食含锌、铁、钙丰富的食物。
>
> 禁用对听力神经有损害的药物。

肝火上亢型耳鸣耳聋

发病原因 肝气失于疏泄，郁而化火，循经上扰，引起耳鸣耳聋。

症状表现 突然耳鸣或耳聋，头痛面赤，口苦咽干，心烦易怒，怒则更甚。舌红苔黄，脉多弦数。

治法 清肝泻火。

肝俞穴

桑葚粥

桑葚 50 克，大米 100 克，冰糖适量。桑葚、大米分别洗净。大米加适量水，煮至粥稠米烂，放入桑葚、冰糖，稍煮即可。

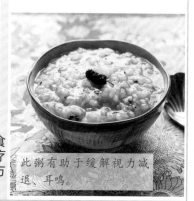

此粥有助于缓解视力减退、耳鸣。

食疗方

肝俞穴如何取

拔罐肝俞穴
选择大小合适的火罐，在背部膀胱经连续走罐，至皮肤潮红为度。走罐后在肝俞穴处吸拔，留罐 5~10 分钟。

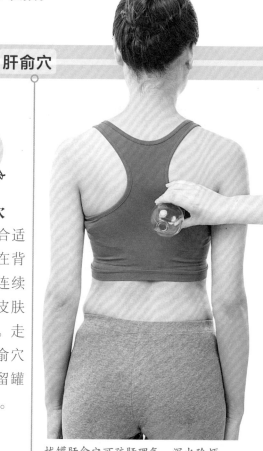

拔罐肝俞穴可疏肝理气、泻火除烦。

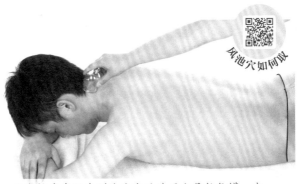

毛发较多者可先刮除毛发后选用小号抽气罐，皮肤表面涂少量油性介质以增加吸附力。

拔罐风池穴

选择大小合适的抽气罐，在风池穴处吸拔，留罐 5~10 分钟。

胆俞穴　　　　风池穴　　　　阳陵泉穴

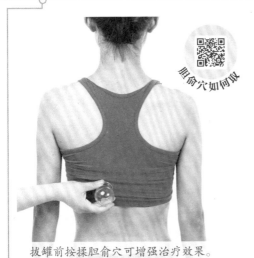

拔罐前按揉胆俞穴可增强治疗效果。

拔罐胆俞穴

先按揉胆俞穴 3 分钟，再选择大小合适的火罐吸拔，留罐 10 分钟左右。

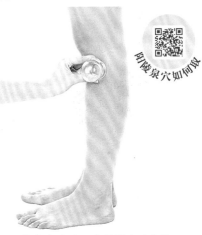

吸拔住皮肤后不宜随便变动体位。

拔罐阳陵泉穴

先用拇指指腹点按阳陵泉穴 3 分钟，以有酸胀感为宜，再用火罐吸拔，留罐 5~10 分钟。

风邪外袭型耳鸣耳聋

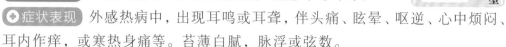

发病原因 外感风热邪气，循经上扰，引起耳鸣耳聋。

症状表现 外感热病中，出现耳鸣或耳聋，伴头痛、眩晕、呕逆、心中烦闷、耳内作痒，或寒热身痛等。苔薄白腻，脉浮或弦数。

治法 疏风清热。

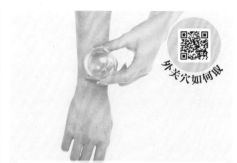

拔罐外关穴有助于缓解耳鸣耳聋、头痛。

拔罐外关穴

先按揉外关穴 3 分钟，再选择小号罐吸拔，留罐 5~10 分钟。

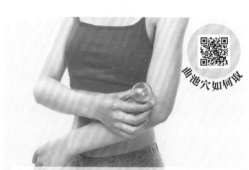

上罐后不宜随便移动胳膊，以防罐体脱落。

拔罐曲池穴

先按揉曲池穴 3 分钟，再选择小号罐吸拔，留罐 5~10 分钟。

| 内关穴 | 翳风穴 | 曲池穴 | 风门穴 |

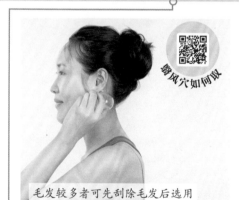

毛发较多者可先刮除毛发后选用小号抽气罐，皮肤表面涂少量油性介质以增加吸附力。

拔罐翳风穴

先用手指指腹点按翳风穴 3 分钟，再用抽气罐吸拔，留罐 5~10 分钟。

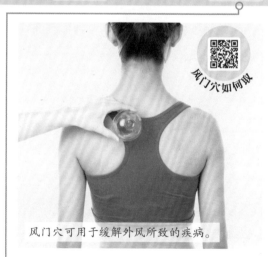

风门穴可用于缓解外风所致的疾病。

拔罐风门穴

先用手指指腹点按风门穴 3 分钟，再用火罐吸拔，留罐 5~10 分钟。

肾精亏损型耳鸣耳聋

肾精亏损型耳鸣耳聋

💗**发病原因** 肾开窍于耳，肾精亏损，耳失所养所致。

➕**症状表现** 耳鸣或耳聋，多兼见眩晕、腰膝酸软、颧赤口干、手足心热、遗精等。舌红，脉细弱。

🔅**治法** 补肾填精。

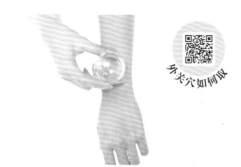

外关穴有通经活络、活血止痛的功效。

拔罐外关穴

先按揉外关穴 3 分钟，再选择小号罐吸拔，留罐 5~10 分钟。

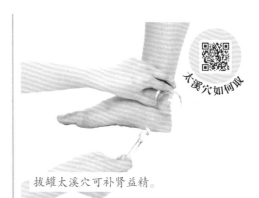

拔罐太溪穴可补肾益精。

拔罐太溪穴

选择大小合适的火罐，在太溪穴处吸拔，留罐 5~10 分钟。

外关穴 　　　　　太溪穴 　　　　肾俞穴

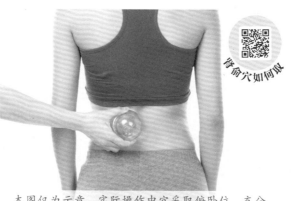

本图仅为示意，实际操作中宜采取俯卧位，充分暴露皮肤。

拔罐肾俞穴

选择大小合适的火罐，吸拔肾俞穴，留罐 5~10 分钟。

腰椎间盘突出症

腰椎间盘突出症是一种常见的关节疾病，中医认为此病与肾气不足、精血亏虚有关。患者的病情会随着天气的变化而变化，这是由于正气不足，风、寒、湿侵入人体，使气血运行不畅，导致病情复发或加重。

腰椎间盘突出症有什么表现

腰痛，伴有下肢放射痛或麻木、发凉，可放射到小腿外侧、足跟或足趾部。

腰椎间盘突出症要注意什么

1.早期应注意休息，避免受风寒、劳累，纠正不良姿势，配合适当的功能锻炼，以增强腰背部肌肉力量，维持脊柱稳定性。

2.拔罐治疗本病应配合适当的按摩及药物治疗，以取得良好的疗效。

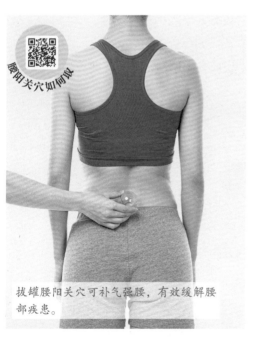

拔罐腰阳关穴可补气强腰，有效缓解腰部疾患。

拔罐腰阳关穴

选择大小适宜的火罐吸拔腰阳关穴，留罐5~10分钟。起罐后再用艾灸盒灸3~5分钟，直到有温热感为宜。

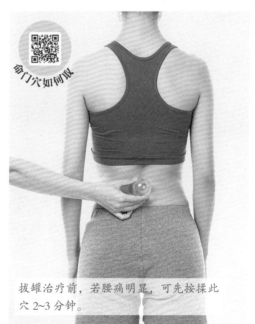

拔罐治疗前，若腰痛明显，可先按揉此穴2~3分钟。

拔罐命门穴

选择大小适宜的火罐吸拔命门穴，留罐5~10分钟。起罐后再用艾灸盒灸3~5分钟，直到有温热感为宜。

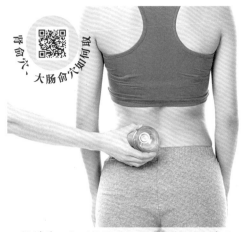

拔罐前可分别按揉穴位 2~3 分钟，拔罐后可再温和灸 3~5 分钟，以加强疗效。

拔罐肾俞穴、大肠俞穴

在膀胱经连续走罐，至皮肤潮红为度。重点拔肾俞穴、大肠俞穴，分别留罐 5~10 分钟。

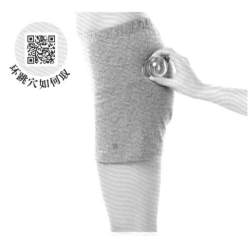

环跳穴有缓解半身不遂、腰胯疼痛、下肢痿痹等作用。

拔罐环跳穴

先用拇指指腹按揉环跳穴，再选择大小合适的罐具吸拔此穴，留罐 5~10 分钟。

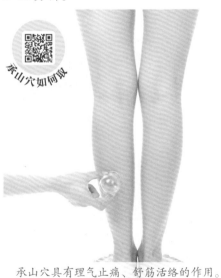

承山穴具有理气止痛、舒筋活络的作用。

拔罐承山穴

先用拇指指腹按揉承山穴 2~3 分钟，以感觉酸胀为度，再选择大小适宜的火罐吸拔，留罐 5~10 分钟。

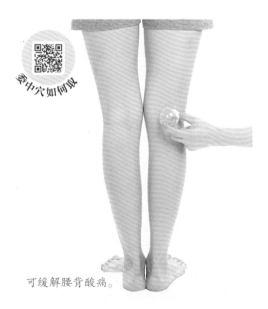

可缓解腰背酸痛。

拔罐委中穴

先用拇指指腹按揉委中穴 2~3 分钟，以感觉酸胀为度，再选择大小适宜的火罐吸拔，留罐 5~10 分钟。

类风湿性关节炎

类风湿性关节炎拔罐视频

本病属于中医"痹证"的范畴，多因风、寒、湿邪侵犯体表、肌肉、筋骨、关节，经络壅滞，痰湿阻滞，瘀血停积而发病。中医治疗本病以行气活血、祛风除湿、补益肝肾为主。

> 避免过度的体力消耗。要注意减少工作强度和日常生活的体力消耗。

避免关节长期处于变形位置，在睡觉或走路时都要保持良好的姿势。

类风湿性关节炎有什么表现

以慢性、多关节对称性疼痛、肿胀、畸形为主要临床表现，多发于手、腕、足等小关节。

阿是穴

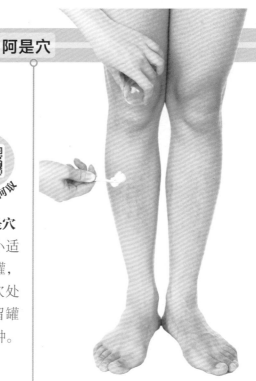

阿是穴如何取

拔罐阿是穴
选择大小适宜的火罐，在阿是穴处吸拔，留罐5~10分钟。

疼痛的部位都可称为阿是穴，拔罐前可按揉此部位。

防风葱白粥

防风 12 克，大米 60 克，葱白适量。将葱白、防风分别洗净，加适量清水，小火煎出药汁备用，再将大米洗净，加适量水煮成粥，待粥将熟时加入药汁略煮即可。

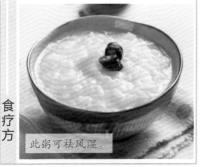

食疗方

此粥可祛风湿。

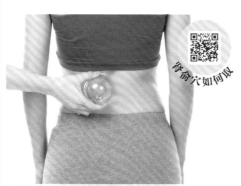

拔罐后注意保暖，防止受凉，以免加重症状。

拔罐肾俞穴

选择大小适宜的火罐，在肾俞穴处吸拔，留罐5~10分钟。

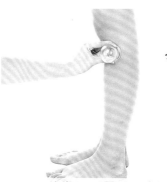

点燃酒精棉球后迅速伸入罐底，再抽出。

拔罐阳陵泉穴

先用拇指指腹点按阳陵泉穴3分钟，以有酸胀感为宜，再选择大小合适的火罐吸拔，留罐5~10分钟。

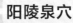

| 大杼穴 | 肾俞穴 | 阳陵泉穴 | 承山穴 |

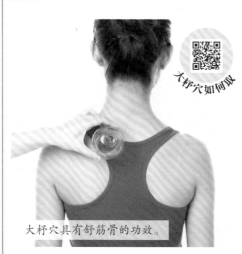

大杼穴具有舒筋骨的功效。

拔罐大杼穴

选择大小适宜的火罐，在大杼穴处吸拔，留罐5~10分钟。

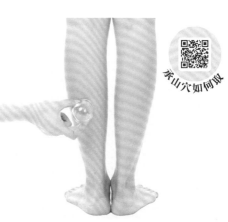

选择小号罐，吸拔时间可稍长。

拔罐承山穴

选择大小适宜的火罐，在承山穴处吸拔，留罐5~10分钟。

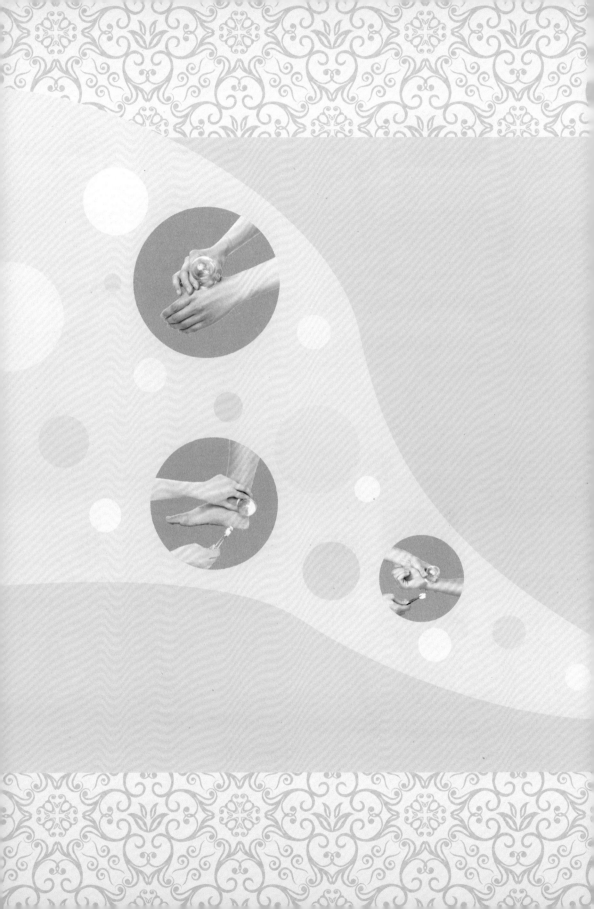

第五章

女性拔罐，祛湿散寒气色好

　　不少女性长期被一些妇科疾病困扰，如月经不调、痛经、乳腺增生等，严重影响日常生活和身体健康。拔罐疗法可以帮助女性缓解不适，让女性变得更加健康美丽。

痛经

　　痛经临床表现为经期、经行前后，出现周期性腹痛，痛引腰骶，甚至剧痛晕厥。每随月经周期而发，严重者可伴恶心呕吐，冷汗淋漓，手足厥冷，甚至昏厥。中医认为，痛经是由气机不畅，形成气滞，继而血瘀，以致行经不畅，不通则痛的缘故。

> 痛经首先要排除危及生命的异位妊娠，如果是继发性痛经需积极治疗原发病，必要时需到医院进行治疗。

注意经期卫生，避免劳累、受凉。

气滞血瘀型痛经

气滞血瘀型痛经

♥发病原因 多由情志不舒、肝郁气滞、经血滞于胞中而作痛。

✚症状表现 经前或经期小腹胀痛，经行量少、淋漓不畅，血色紫暗、有血块，胸胁、乳房胀痛。

♪治法 理气通经，活血化瘀。

十七椎穴

大枣红糖水

大枣、红糖各适量。将大枣洗净，去核，加适量清水，再加红糖煎煮约20分钟。喝汤，吃大枣。

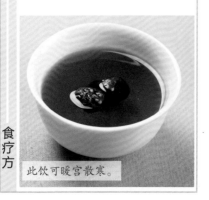

此饮可暖宫散寒。

食疗方

十七椎穴如何取

拔罐十七椎穴 选择大小合适的火罐，在十七椎穴处吸拔，留罐5~10分钟。

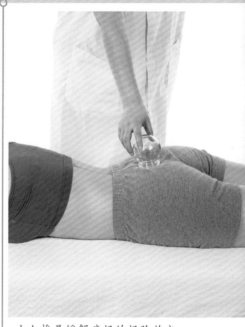

十七椎是缓解痛经的经验效穴，可用于各种证型的痛经。

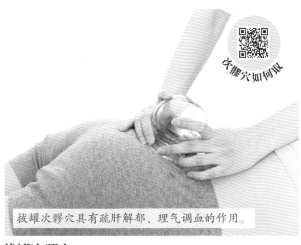

拔罐次髎穴具有疏肝解郁、理气调血的作用。

拔罐次髎穴

选择大小合适的火罐，吸拔次髎穴，留罐 5~10 分钟。

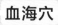 血海穴 　　　　 关元穴 　　　　  次髎穴

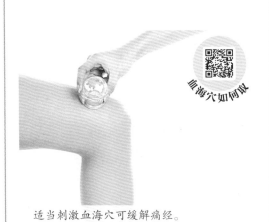

适当刺激血海穴可缓解痛经。

拔罐血海穴

选择大小合适的火罐，在血海穴处吸拔，留罐 5~10 分钟。

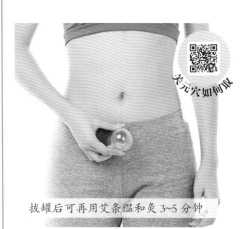

拔罐后可再用艾条温和灸 3~5 分钟。

拔罐关元穴

选择大小合适的火罐，将火罐扣拔在关元穴处，留罐 5~10 分钟。

寒湿凝滞型痛经

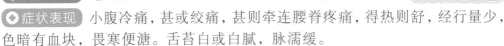

💟**发病原因** 感寒饮冷，寒湿凝滞经血，滞而作痛。

➕**症状表现** 小腹冷痛，甚或绞痛，甚则牵连腰脊疼痛，得热则舒，经行量少，色暗有血块，畏寒便溏。舌苔白或白腻，脉濡缓。

🔆**治法** 散寒祛湿，温经止痛。

拔罐关元穴

选择大小合适的火罐吸拔关元穴，留罐5~10分钟。再用艾条温和灸该穴位 3~5分钟。

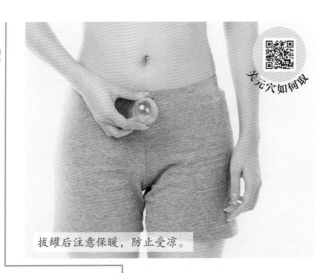

拔罐后注意保暖，防止受凉。

三阴交穴   **关元穴**   **肾俞穴**

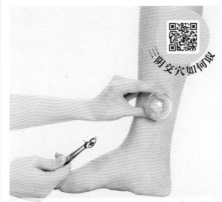

拔罐三阴交穴可同时调理肝、脾、肾三经，使气血通畅。

拔罐三阴交穴

选择大小合适的火罐，在三阴交穴处吸拔，留罐 5~10 分钟。

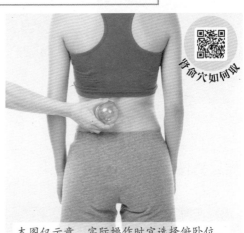

本图仅示意，实际操作时宜选择俯卧位。

拔罐肾俞穴

选择大小合适的火罐，在肾俞穴处吸拔，留罐 5~10 分钟。

肝肾亏损型痛经

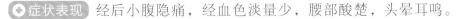

❤发病原因 多产房劳，素体虚弱，精血亏少，血海空虚，胞宫失养导致疼痛。

➕症状表现 经后小腹隐痛，经血色淡量少，腰部酸楚，头晕耳鸣。

❸治法 滋补肝肾，养血通经。

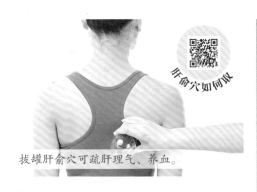

拔罐肝俞穴可疏肝理气、养血。

拔罐肝俞穴

选择大小合适的火罐，在肝俞穴处吸拔，留罐 5~10 分钟。

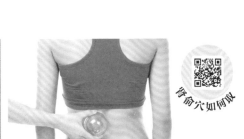

肾俞穴是补肾之要穴，拔罐此穴可温补肾阳。

拔罐肾俞穴

选择大小合适的火罐，在肾俞穴处吸拔，留罐 5~10 分钟。

| 肝俞穴 | 十七椎穴 | 肾俞穴 | 关元穴 |

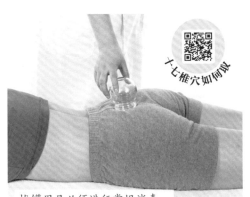

拔罐用具必须进行常规消毒。

拔罐十七椎穴

选择大小合适的火罐，在十七椎穴处吸拔，留罐 5~10 分钟。

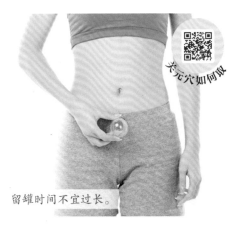

留罐时间不宜过长。

拔罐关元穴

选择大小合适的火罐，在关元穴处吸拔，留罐 5~10 分钟。

乳腺增生症

乳腺增生症与内分泌功能紊乱密切相关。临床表现为乳房疼痛，常为胀痛或刺痛，可累及一侧或两侧乳房，出现单个或多个肿块。少数患者出现乳头溢液，多为淡黄色或淡乳白色。本病主要与肝、胃、冲任等关系密切。

> 禁止滥用含雌激素的美容用品或食品；保持舒畅的心情、乐观的情绪。

定期复查，若肿块持续增大，应去医院进行治疗。

痰瘀凝滞型乳腺增生症

发病原因 气滞、血瘀、痰湿互结日久所致。

症状表现 痰多，烦躁易怒，乳房结块经久难消、胀痛或刺痛。舌暗红、苔白腻，脉细弦。

治法 化痰散结，活血化瘀。

血海穴

陈皮海带粥

海带丝、大米各 50 克，陈皮末、盐各适量。大米洗净，加水煮沸，放入陈皮末、海带丝，煮至粥熟，加盐调味即可。

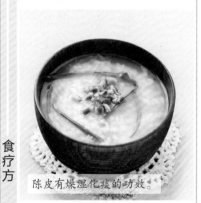

陈皮有燥湿化痰的功效。

食疗方

血海穴如何取

拔罐血海穴
选择大小合适的火罐，吸拔血海穴，留罐 5~10 分钟。

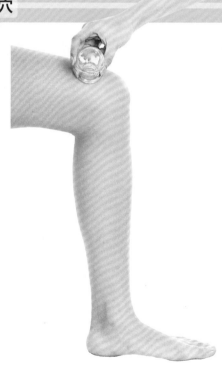

放罐要稳，吸拔力度要适宜。

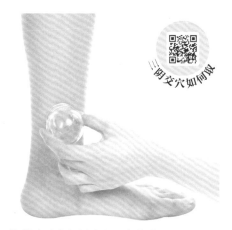

拔罐前适当按揉此穴，效果更好。

拔罐三阴交穴
先用拇指指腹按揉三阴交穴 3 分钟，以有酸胀感为宜，再选择大小合适的火罐吸拔，留罐 5~10 分钟。

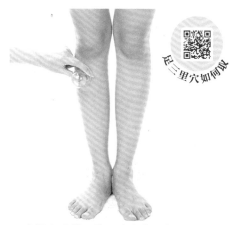

选择小号罐吸拔，更容易吸住。

拔罐足三里穴
先用指腹按揉足三里穴 3 分钟，以有酸胀感为度，再选择大小适宜的火罐吸拔，留罐 5~10 分钟。

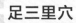

| 天宗穴 | 三阴交穴 | 足三里穴 | 膻中穴 |

可有效缓解乳腺增生，消除肿块。

拔罐天宗穴
选择大小合适的火罐，吸拔天宗穴，留罐 5~10 分钟。起罐后再艾灸 5~10 分钟。

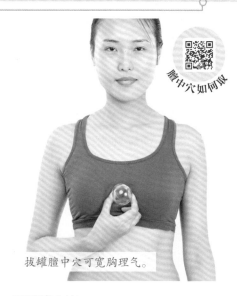

拔罐膻中穴可宽胸理气。

拔罐膻中穴
选择大小合适的火罐，在膻中穴处吸拔，留罐 5~10 分钟。

冲任不调型乳腺增生症

冲任不调型乳腺增生症

发病原因 肝肾不足，气机不畅，血瘀湿阻等，均可引起冲任失调。

症状表现 乳房胀痛或隐痛，乳房内结块大小及疼痛等症状常于经前明显加重，经后减轻。常伴腰酸膝软，精神疲惫，夜寐不酣，月经紊乱、量少色淡。

治法 调节冲任，理气散结。

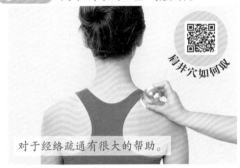

肩井穴如何取

对于经络疏通有很大的帮助。

拔罐肩井穴

选择大小合适的火罐，在肩井穴处吸拔，留罐 5~10 分钟。

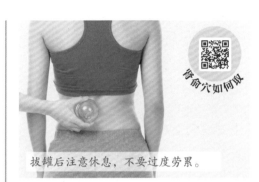

肾俞穴如何取

拔罐后注意休息，不要过度劳累。

拔罐肾俞穴

在背部膀胱经连续走罐，然后在肾俞穴处吸拔，留罐 5~10 分钟。

| 肩井穴 | 膻中穴 | 肾俞穴 | 肝俞穴 |

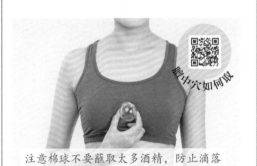

膻中穴如何取

注意棉球不要蘸取太多酒精，防止滴落而烫伤皮肤。

拔罐膻中穴

选择大小合适的火罐，在膻中穴处吸拔，留罐 5~10 分钟。

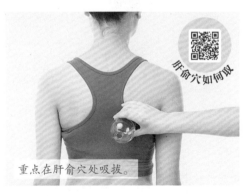

肝俞穴如何取

重点在肝俞穴处吸拔。

拔罐肝俞穴

选择大小合适的火罐，在背部膀胱经连续走罐，至皮肤发红为度。走罐后在肝俞穴处吸拔，留罐 5~10 分钟。

肝郁气滞型乳腺增生症

肝郁气滞型乳腺增生症

💓**发病原因** 多因情志内伤，肝郁痰凝，积聚乳房所致。

➕**症状表现** 乳房结块，皮色不变，形如鸡卵，质地坚实；或呈结节状，边界清楚，活动度大。舌淡苔白，脉弦。

🔵**治法** 疏肝解郁，理气散结。

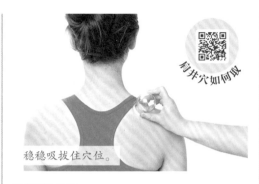
肩井穴如何取

稳稳吸拔住穴位。

拔罐肩井穴

选择大小合适的火罐，吸拔肩井穴，留罐 5~10 分钟。

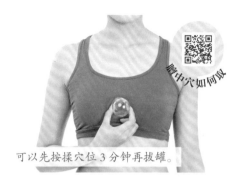
膻中穴如何取

可以先按揉穴位 3 分钟再拔罐。

拔罐膻中穴

选择大小合适的火罐，在膻中穴处吸拔，留罐 5~10 分钟。

肩井穴	期门穴	膻中穴	外关穴

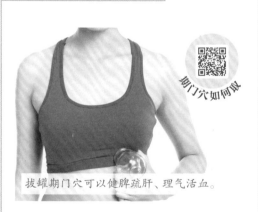
期门穴如何取

拔罐期门穴可以健脾疏肝、理气活血。

拔罐期门穴

选择大小合适的火罐，吸拔期门穴，留罐 5~10 分钟。

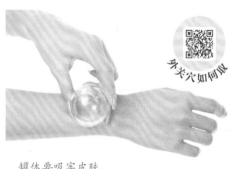
外关穴如何取

罐体要吸牢皮肤。

拔罐外关穴

先用拇指指腹按揉外关穴 3 分钟，以有酸胀感为宜，再选择大小合适的火罐吸拔，留罐 5~10 分钟。

慢性盆腔炎

慢性盆腔炎是女性内生殖器及其周围结缔组织、盆腔腹膜的炎症，可能局限于一个部位，也有可能影响多个盆腔内的器官。做了妇产科手术，或经期、产后不注意养护身体，或房事不注意卫生，均容易感染本病。

慢性盆腔炎有什么表现

慢性盆腔炎临床表现为下腹部及腰骶部酸痛，常在劳累、性交、月经前后加剧。有时会伴有低热、易疲劳等症状。有的可导致继发性不孕症。

慢性盆腔炎要注意什么

本病病程较长，应争取早诊断早治疗，拔罐治疗要长期坚持，可配合药物积极治疗。注意经期卫生，避免劳累、受凉，避免游泳及盆浴。

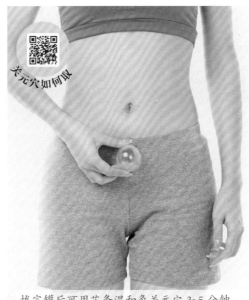

罐口涂抹红花油，方便来回推移。

拔完罐后可用艾条温和灸关元穴3~5分钟。

拔罐次髎穴

在腰骶部连续走罐，至皮肤发红为度。重点吸拔次髎穴，留罐5~10分钟。

拔罐关元穴

先用拇指指腹按揉关元穴2~3分钟，再选择大小适宜的火罐，在该穴处吸拔，留罐5~10分钟。

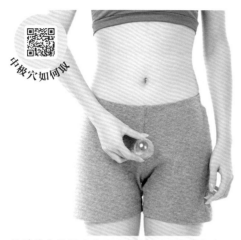

拔罐前先按揉此穴 2~3 分钟，可加强疗效。

拔罐中极穴

选择大小适宜的火罐，在中极穴处吸拔，留罐 5~10 分钟。

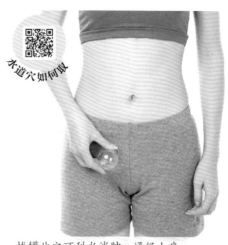

拔罐此穴可利水消肿、通经止痛。

拔罐水道穴

选择大小适宜的火罐，在水道穴处吸拔，留罐 5~10 分钟。

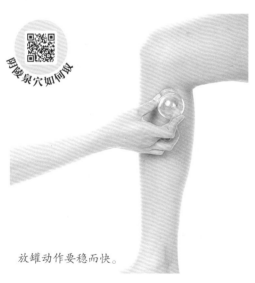

放罐动作要稳而快。

拔罐阴陵泉穴

先用拇指指腹按揉阴陵泉穴 2~3 分钟，接着在该穴处吸拔，留罐 5~10 分钟。

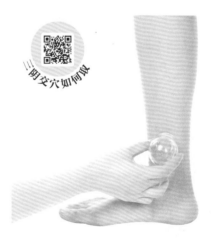

三阴交穴是调理妇科疾病的要穴。

拔罐三阴交穴

先用拇指指腹按揉三阴交穴 2~3 分钟，接着在该穴处吸拔，留罐 5~10 分钟。

月经不调

　　月经不调是妇科常见疾病，临床表现为月经周期或出血量异常，月经前、经期时腹痛，并伴有乏力等全身症状。包括经期提前、经期延迟、月经先后不定期、经间期出血等症状。月经多与肾、肝、脾的功能密切相关。肾气旺盛，肝脾调和，则经血按时而下；若功能失调，月经则不能按时来。

> 多吃乌鸡、黑豆、核桃仁等益气养血的食物，多吃富含铁的食物。

少吃寒凉食物，必要时，需到医院进行检查。

气虚型月经不调

🫀**发病原因** 气虚无力推动血行，冲任受阻，以致月经不调。

➕**症状表现** 月经后期，量少，色正常或暗红，小腹胀痛，胸闷不舒，乳胀胁痛。舌质暗红，脉弦或涩。

ℹ️**治法** 益气活血、通经。

足三里穴

黑豆鲤鱼汤

鲤鱼1条，黑豆30克，大枣10颗，姜片、盐、植物油各适量。黑豆用水浸泡2小时，鲤鱼处理干净。油锅烧热，放入鲤鱼煎至两面微黄，加入黑豆、姜片和适量清水，煮至黑豆熟透，加盐调味即可。

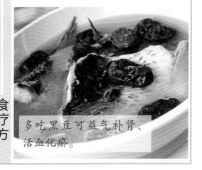

食疗方

多吃黑豆可益气补肾、活血化瘀。

拔罐足三里穴
先用指腹按揉足三里穴3分钟，以有酸胀感为度，再选择适宜的火罐吸拔，留罐5~10分钟。

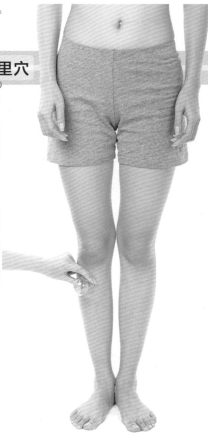

取侧卧位拔罐，患者更舒适。

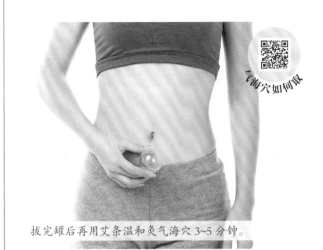

拔完罐后再用艾条温和灸气海穴 3~5 分钟。

拔罐气海穴

选择大小合适的火罐，吸拔气海穴，留罐 5~10 分钟。

命门穴	气海穴	关元穴

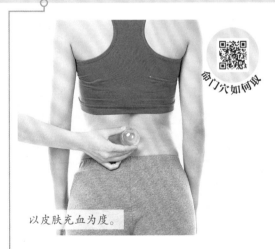

以皮肤充血为度。

拔罐命门穴

先用拇指指腹按揉命门穴 3 分钟，以有酸胀感为宜，再选择大小合适的火罐吸拔，留罐 5~10 分钟。

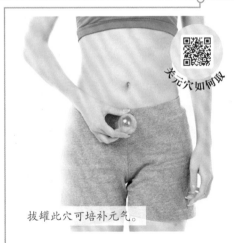

拔罐此穴可培补元气。

拔罐关元穴

选择大小合适的火罐吸拔关元穴，留罐 5~10 分钟。再用艾条温和灸 3~5 分钟，至有温热感为宜。

血热型月经不调

⊗发病原因 素体阳盛，或过食辛辣，热迫血行，冲任不固，致经血先期而下。

⊕症状表现 月经先期，量多，色深红或紫，烦躁不安。舌红苔黄，脉滑数有力。

⊗治法 清热，活血，调经。

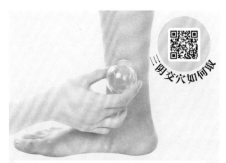

对准三阴交穴，将罐扣拔于皮肤上。

拔罐三阴交穴
选择大小合适的火罐，吸拔三阴交穴，留罐 5~10 分钟。

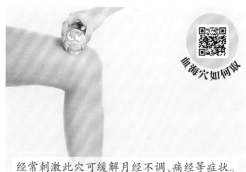

经常刺激此穴可缓解月经不调、痛经等症状。

拔罐血海穴
选择大小合适的火罐，吸拔血海穴，留罐 5~10 分钟。

三阴交穴	太溪穴	血海穴

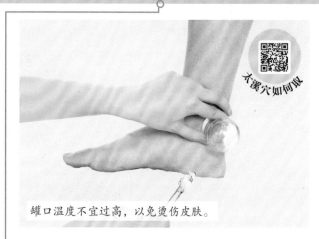

罐口温度不宜过高，以免烫伤皮肤。

拔罐太溪穴
先用拇指指腹按揉太溪穴 3 分钟，以有酸胀感为宜，再选择大小合适的火罐吸拔太溪穴，留罐 5~10 分钟。

血寒型月经不调

发病原因 过食生冷，感受寒邪，影响冲任，血为寒凝，经脉不畅，以致经行后期。

症状表现 月经后期，量少，色暗红，小腹疼痛，得热则减，畏寒肢冷。

治法 温经散寒。

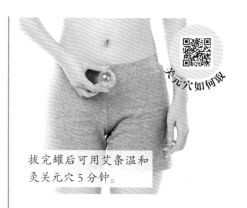

拔完罐后可用艾条温和灸关元穴5分钟。

拔罐关元穴

选择大小合适的火罐，在关元穴处吸拔，留罐5~10分钟。

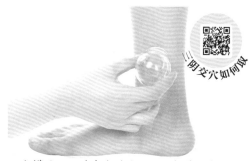

上罐后不可随意变动体位，以免罐体掉落。

拔罐三阴交穴

先按揉三阴交穴3分钟，以有酸胀感为宜，再吸拔此穴，留罐5~10分钟。

关元穴　　　　　　中极穴　　　　三阴交穴

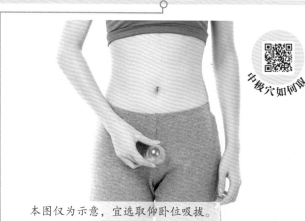

本图仅为示意，宜选取仰卧位吸拔。

拔罐中极穴

选择大小合适的火罐，吸拔中极穴，留罐10分钟。

更年期综合征

拔罐视频 更年期综合征

更年期综合征多发生在 45~55 岁，妇女卵巢功能逐渐衰退、月经结束是重要标志。在绝经期前后，肾精逐渐减少，围绕月经紊乱或绝经而出现如突然潮热汗出、烦躁易怒、眩晕耳鸣、心悸失眠、腰酸背痛等一系列症状。

更年期综合征有什么表现

临床表现为月经紊乱，伴有眩晕、心悸、失眠、多梦、烦躁、注意力不集中、记忆力减退，更有尿频、尿急、血压升高等症状。

> **更年期综合征要注意什么**
>
> 1. 保持心情舒畅，正确对待更年期综合征。
> 2. 适当参加体育锻炼，增强体质，提高抵抗力。
> 3. 经常食用薏米、大枣、玉米、黑芝麻等补气血的食物。

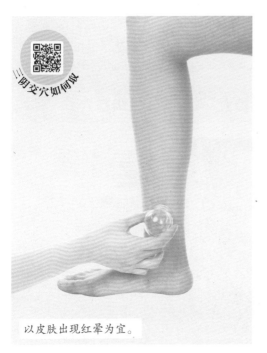
以皮肤出现红晕为宜。

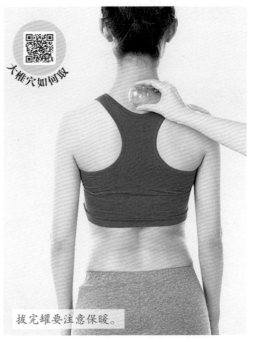
拔完罐要注意保暖。

拔罐三阴交穴

先用拇指指腹按揉三阴交穴 2~3 分钟，再选择大小适宜的火罐，在该穴处吸拔，留罐 5~10 分钟。

拔罐大椎穴

选择大小合适的火罐，吸拔大椎穴，留罐 5~10 分钟。

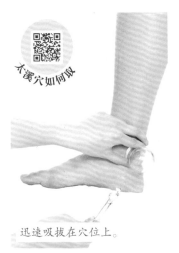

迅速吸拔在穴位上。

拔罐太溪穴

选择大小适宜的火罐，在太溪穴处吸拔，留罐 5~10 分钟。

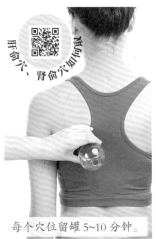

每个穴位留罐 5~10 分钟。

拔罐肝俞穴、肾俞穴

在背部膀胱经连续走罐，至皮肤发红为度。走罐后分别在肝俞穴、肾俞穴处吸拔，并留罐 5~10 分钟。

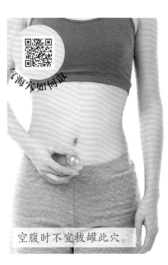

空腹时不宜拔罐此穴。

拔罐气海穴

选择大小适宜的火罐，在气海穴处吸拔，留罐 5~10 分钟。

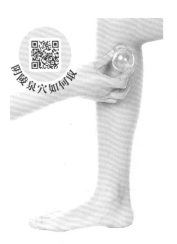

可先按摩此穴 2~3 分钟。

拔罐阴陵泉穴

选择大小适宜的火罐，在阴陵泉穴处吸拔，留罐 5~10 分钟。

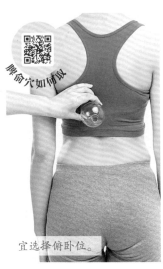

宜选择俯卧位。

拔罐脾俞穴

选择大小适宜的火罐，在脾俞穴处吸拔，留罐 5~10 分钟。

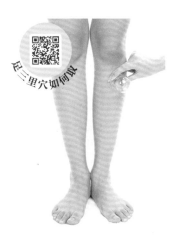

小号罐留罐时间可稍长。

拔罐足三里穴

选择大小适宜的火罐，在足三里穴处吸拔，留罐 5~10 分钟。

带下病

带下病是指白带量多，或色、质、气味发生异常的一种病症。主要发病原因为生殖系统的急性、慢性炎症，如阴道炎等。中医认为，该病病因病机主要是脏腑功能失常，湿从内生；或下阴直接感染湿毒虫邪，致使湿邪损伤任、带二脉，使任脉不固，带脉失约，带浊下注胞中，流溢于阴窍，发为带下病。

> 带下病外治法以祛邪、解毒为主，方法包括外洗、阴道给药等。
>
> 带下病重在调理任、带二脉。

肾阳虚型带下病

肾阳虚型带下病

❤ 发病原因 肾阳不足，寒湿内盛，致带脉失约，故带下量多。

➕ 症状表现 带下量多，色白清冷，头晕耳鸣，畏寒肢冷，小腹冷感，小便频数，夜间尤甚。

⏱ 治法 温肾助阳，调经止带。

肾俞穴

白果橄榄冰糖水

白果5颗，橄榄2颗，冰糖适量。白果去外壳、内皮、芯；橄榄洗净。所有食材加水煎至原来水量的1/3即可。

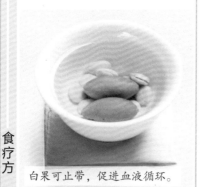

食疗方

白果可止带，促进血液循环。

肾俞穴如何取

拔罐肾俞穴

选择大小合适的火罐，在背部膀胱经连续走罐，至皮肤发红为度。走罐后在肾俞穴处吸拔，留罐5~10分钟。

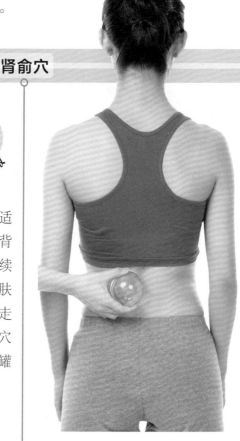

罐口要光滑，方便上下来回推移。

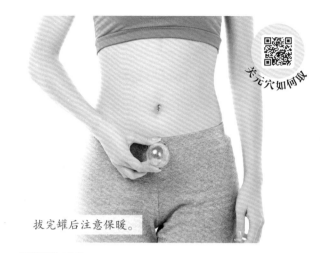

拔完罐后注意保暖。

拔罐关元穴

先用指腹按揉关元穴 3 分钟，以有酸胀感为度，再选择适宜的火罐吸拔，留罐 5~10 分钟。

足三里穴	关元穴	中极穴

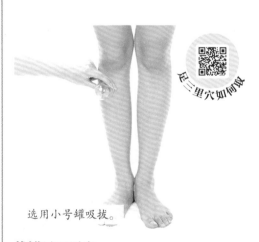

选用小号罐吸拔。

拔罐足三里穴

选择大小适宜的火罐，吸拔足三里穴，留罐 5~10 分钟。

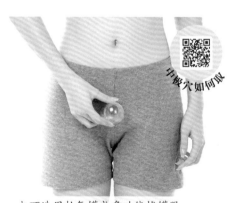

也可选用抽气罐或多功能拔罐器。

拔罐中极穴

先用指腹按揉中极穴 3 分钟，以有酸胀感为度，再选择大小适宜的火罐吸拔中极穴，留罐 5~10 分钟。

肾阴虚型带下病

肾阴虚型带下病

❤ 发病原因　肾阴不足，相火偏旺，复感湿邪，伤及任、带二脉，故带下量多。

➕ 症状表现　带下量不甚多，色黄或赤白相兼，质稠或有臭气，腰膝酸软，头晕耳鸣，颧赤唇红，五心烦热，失眠多梦。舌红、苔少或黄腻，脉细数。

⚙ 治法　滋阴益肾，祛湿止带。

拔罐命门穴

先用指腹按揉命门穴 3 分钟，以有酸胀感为度，再选择大小适宜的火罐吸拔，留罐 5~10 分钟。

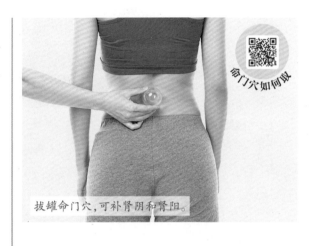
命门穴如何取

拔罐命门穴，可补肾阴和肾阳。

带脉穴　　　命门穴　　　三阴交穴

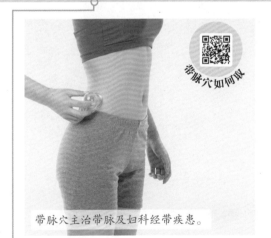
带脉穴如何取

带脉穴主治带脉及妇科经带疾患。

拔罐带脉穴

先按揉带脉穴 3 分钟，再选择大小适宜的火罐吸拔，留罐 5~10 分钟。

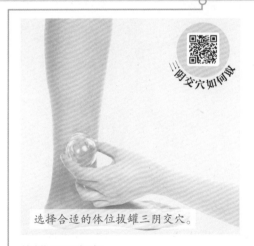
三阴交穴如何取

选择合适的体位拔罐三阴交穴。

拔罐三阴交穴

先按揉三阴交穴 3 分钟，以有酸胀感为度，再用火罐吸拔三阴交穴，留罐 5~10 分钟。

湿热下注型带下病

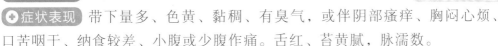

发病原因 湿热蕴积于下，损伤任、带二脉，故带下量多。

症状表现 带下量多、色黄、黏稠、有臭气，或伴阴部瘙痒、胸闷心烦、口苦咽干、纳食较差、小腹或少腹作痛。舌红、苔黄腻，脉濡数。

治法 清热，利湿，止带。

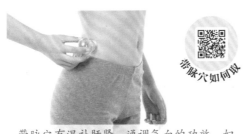

带脉穴有温补肝肾、通调气血的功效，妇科疾病调理皆可选择刺激此穴。

拔罐带脉穴
先按揉带脉穴 3 分钟，再选择大小适宜的火罐吸拔，留罐 5~10 分钟。

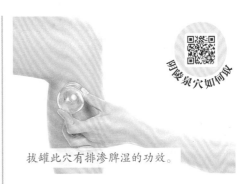

拔罐此穴有排渗脾湿的功效。

拔罐阴陵泉穴
选择大小合适的火罐，吸拔阴陵泉穴，留罐 5~10 分钟。

带脉穴　关元穴　阴陵泉穴　水道穴

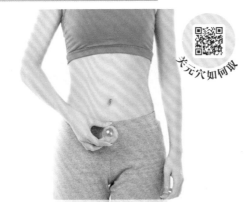

关元穴有培元固本、补益下焦之功。

拔罐关元穴
选择大小适宜的火罐，吸拔关元穴，留罐 5~10 分钟。

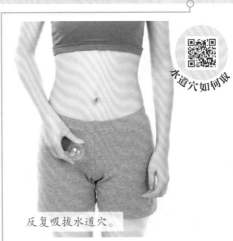

反复吸拔水道穴。

拔罐水道穴
选择大小合适的火罐，用闪罐法在水道穴处反复吸拔 10~15 次，以皮肤潮红为度。

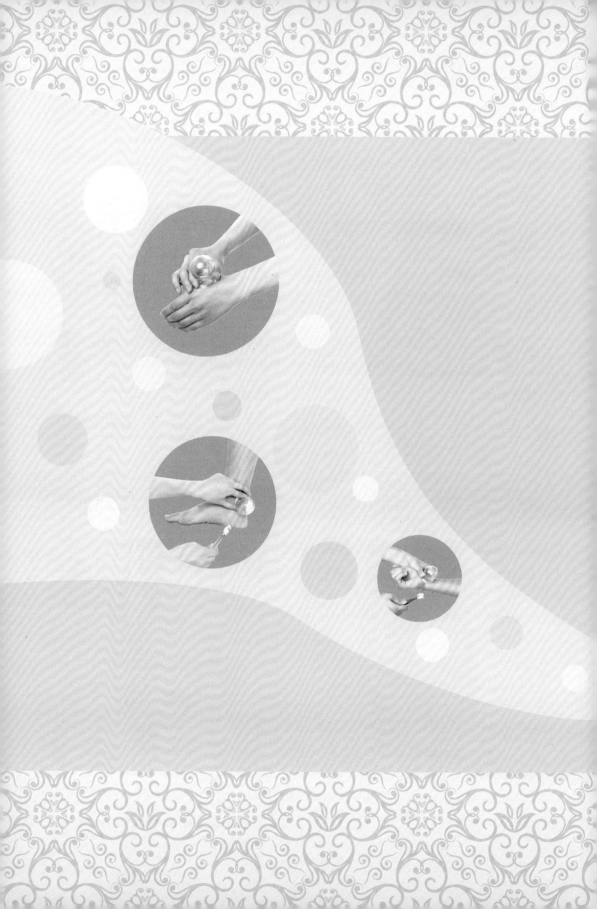

第六章

男性拔罐，大补阳气身体壮

男科疾病多是由一些不良生活习惯，如熬夜、抽烟、酗酒等造成肾气不足、气滞血瘀或脏腑不和而导致的。常见的男科疾病有前列腺炎、阳痿等，应及时就诊调理。本章介绍了一些男科疾病的拔罐疗法，可辅助调理疾病，减轻这些疾病给男士带来的困扰。

前列腺炎

前列腺炎临床表现为排尿时尿道灼热、疼痛，伴有下腰部疼痛、性欲减退和射精痛、早泄，排尿后或大便时可能出现尿道口流白的症状。本病与思欲不遂或房劳过度，或酒色劳倦、脾胃受损、湿热下注、败精瘀阻等因素有关，与心、脾、肾等脏腑关系密切。

> 避免酗酒和食用大量辛辣食物，多吃冬瓜、苦瓜等清热利水的食物。

注意性生活适度，养成及时排尿的习惯。

湿热下注型前列腺炎

湿热下注型前列腺炎

💓**发病原因** 嗜食肥腻辛辣之品，导致湿热秽浊内生；或性交不洁，湿热之邪留于精室而成此病。

➕**症状表现** 小便淋涩，赤痛，少腹拘急，会阴部胀痛，尿道口滴白浊。舌苔黄腻，脉滑数。

🕐**治法** 清热利湿。

中极穴

菠萝苦瓜汁

菠萝半个，苦瓜半根。菠萝洗净，去皮，切块，用盐水浸泡；苦瓜洗净，去瓤，切小块。将两者加适量水，一同榨成汁即可。

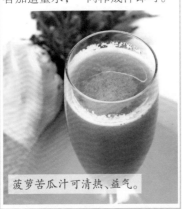

食疗方

菠萝苦瓜汁可清热、益气。

中极穴如何取

拔罐中极穴
选择大小合适的火罐，吸拔中极穴，留罐5~10分钟。

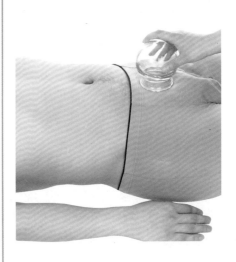

拔罐后可艾灸此穴10分钟。

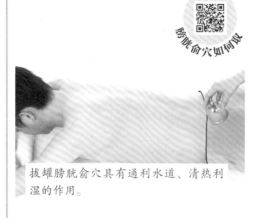

膀胱俞穴如何取

拔罐膀胱俞穴具有通利水道、清热利湿的作用。

拔罐膀胱俞穴

选择大小合适的抽气罐，在膀胱俞穴处吸拔，留罐 5~10 分钟。

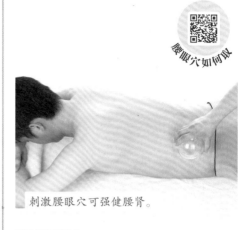

腰眼穴如何取

刺激腰眼穴可强健腰肾。

拔罐腰眼穴

先用指腹按揉腰眼穴 3 分钟，以有酸胀感为度，再选择适宜的火罐吸拔此穴，留罐 5~10 分钟。

| 三焦俞穴 | 膀胱俞穴 | 次髎穴 | 腰眼穴 |

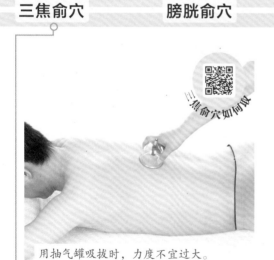

三焦俞穴如何取

用抽气罐吸拔时，力度不宜过大。

拔罐三焦俞穴

选择大小合适的抽气罐，在三焦俞穴处吸拔，留罐 5~10 分钟。

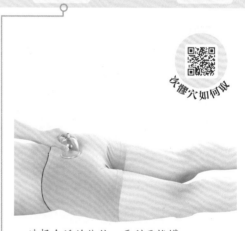

次髎穴如何取

选择合适的体位，更利于拔罐。

拔罐次髎穴

选择大小合适的抽气罐，在次髎穴处吸拔，留罐 5~10 分钟。

气滞血瘀型前列腺炎

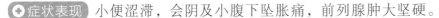

气滞血瘀
前列腺炎

💗发病原因 气滞血瘀，运行不畅，故而发生本病。

➕症状表现 小便涩滞，会阴及小腹下坠胀痛，前列腺肿大坚硬。

ⓘ治法 疏肝，活血化瘀。

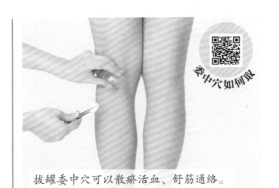

委中穴如何取

拔罐委中穴可以散瘀活血、舒筋通络。

拔罐委中穴

选择大小合适的火罐，吸拔委中穴，留罐5~10分钟。

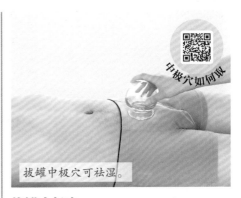

中极穴如何取

拔罐中极穴可祛湿。

拔罐中极穴

选择大小合适的火罐，吸拔中极穴，留罐5~10分钟。

委中穴	膈俞穴	中极穴	神阙穴

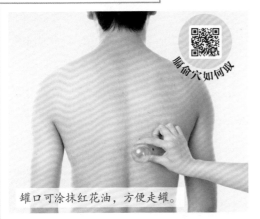

膈俞穴如何取

罐口可涂抹红花油，方便走罐。

拔罐膈俞穴

选择大小合适的火罐，在背部膀胱经连续走罐，至皮肤发红为度。走罐后在膈俞穴处吸拔，留罐5~10分钟。

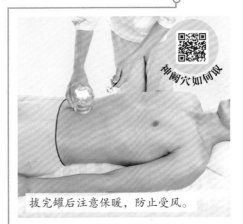

神阙穴如何取

拔完罐后注意保暖，防止受风。

拔罐神阙穴

先用拇指指腹按揉神阙穴3~5分钟，然后选择大小合适的火罐，在神阙穴处吸拔，留罐5~10分钟。

早泄

早泄是指男子房事时过早射精而影响正常性生活的一种病症，是男子性功能障碍的常见病，多与遗精、阳痿相伴出现。早泄多由情志内伤、湿热侵袭、纵欲过度、久病体虚所致。基本病机为肾失封藏，精关不固。病位在肾，并与心、脾相关。

> 调整情绪，消除紧张、自卑与恐惧的心理，有助于防治早泄。

戒除手淫，节制房事，增强体质。

肝经湿热型早泄

肝经湿热型早泄

💗**发病原因** 湿热客于肝经，下注蕴结于阴茎，则阳痿伴见阴囊潮热。

➕**症状表现** 泄精过早，阴茎易举，阴囊潮湿，瘙痒坠胀，口苦咽干，胸胁胀痛。舌红、苔黄腻，脉弦滑。

⏱**治法** 清泻肝胆湿热。

阴陵泉穴

小米海参粥

干海参 10 克，小米 80 克，枸杞子、盐各适量。干海参泡发，去内脏，洗净，切小段；小米洗净。所有食材加水煮成粥，加盐调味即可。

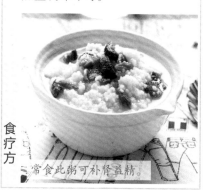

食疗方

常食此粥可补肾益精。

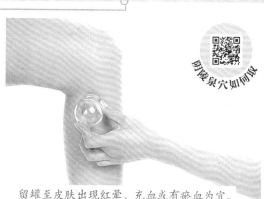

留罐至皮肤出现红晕、充血或有瘀血为宜。

拔罐阴陵泉穴

先用拇指指腹按揉阴陵泉穴 3 分钟，以有酸胀感为宜，再选择大小合适的火罐吸拔阴陵泉穴，留罐 5~10 分钟。

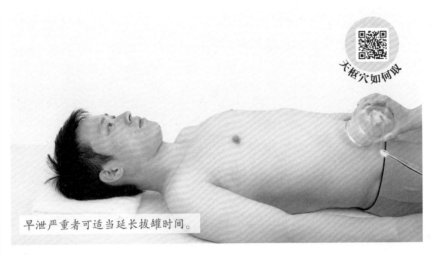

天枢穴如何取

早泄严重者可适当延长拔罐时间。

拔罐天枢穴

先用拇指指腹按揉天枢穴 3 分钟，以有酸胀感为宜，再选择大小合适的火罐吸拔此穴，留罐 5~10 分钟。

| 天枢穴 | 中极穴 | | 三阴交穴 |

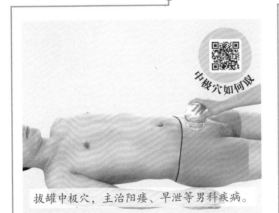

中极穴如何取

拔罐中极穴，主治阳痿、早泄等男科疾病。

拔罐中极穴

先用手指在中极穴按揉 3 分钟，然后选择大小合适的火罐吸拔此穴，并留罐 5~10 分钟。

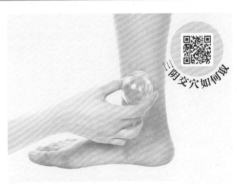

三阴交穴如何取

拔罐前可先按摩此穴 3~5 分钟。

拔罐三阴交穴

选择大小适宜的火罐，吸拔三阴交穴，留罐 5~10 分钟。

肾气不固型早泄

肾气不固型早泄

💗**发病原因** 先天不足或房事太过，遗精日久，久病体虚等均可导致肾气虚弱而发病。

➕**症状表现** 早泄遗精，性欲减退，面色㿠白，腰膝酸软，夜尿清长。

治法 补肾固涩。

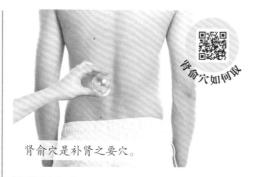
肾俞穴如何取

肾俞穴是补肾之要穴。

拔罐肾俞穴

选择大小合适的火罐，吸拔肾俞穴，留罐 5~10 分钟。

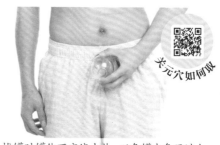
关元穴如何取

拔罐时罐体不宜烧太热，以免罐内负压过大。

拔罐关元穴

选择大小合适的火罐，吸拔关元穴，留罐 5~10 分钟。

| 肾俞穴 | 命门穴 | 关元穴 | 志室穴 |

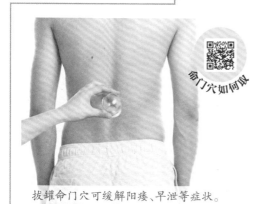
命门穴如何取

拔罐命门穴可缓解阳痿、早泄等症状。

拔罐命门穴

选择大小合适的火罐，吸拔命门穴，留罐 5~10 分钟。

志室穴如何取

拔罐志室穴，具有益肾固精、清热利湿、强壮腰膝的功效。

拔罐志室穴

选择大小合适的抽气罐，在志室穴处吸拔，留罐 5~10 分钟。

阳痿

阳痿又称勃起功能障碍，是指男子在性生活时，阴茎不能勃起或勃起不坚，或坚而不久，以至于无法进行正常性生活的一种病症。本病的病机有劳伤久病、饮食不节、七情所伤、外邪侵袭等。

> 消除心理因素，节制性生活，注意饮食调理，不可盲目进补。

积极进行体育锻炼，提高身体素质。

命门火衰型阳痿

命门火衰型阳痿

🫀**发病原因** 多由房事太过，或手淫过频，以致精气虚寒，命门火衰。

➕**症状表现** 面色㿠白，头晕目眩，精神萎靡，腰膝酸软。舌淡、苔白，脉多沉细。

⊘**治法** 温肾壮阳，补益心脾。

肾俞穴

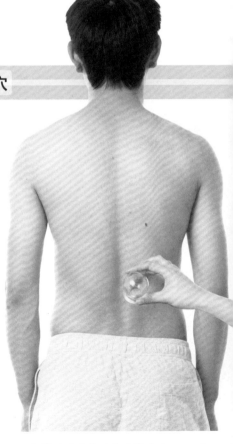

拔罐后用艾条温和灸肾俞穴 5~10 分钟，可温肾固阳。

韭菜子核桃仁汤

炒韭菜子 6 克，核桃仁 20 克，黄酒适量。将炒韭菜子、核桃仁加水，大火煮沸后，小火煮 10 分钟，再加入黄酒搅匀即可。

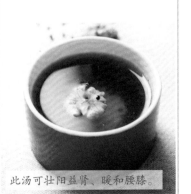

此汤可壮阳益肾、暖和腰膝。

食疗方

肾俞穴如何取

拔罐肾俞穴 选择大小合适的火罐，在肾俞穴处吸拔，留罐 5~10 分钟。

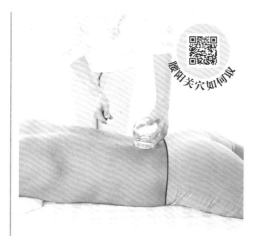

腰阳关穴如何取

拔罐此穴可改善阳痿、早泄、遗精等症。

拔罐腰阳关穴

选择大小合适的火罐，在腰阳关穴处吸拔，留罐 5~10 分钟。

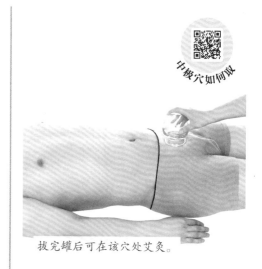

中极穴如何取

拔完罐后可在该穴处艾灸。

拔罐中极穴

选择大小合适的火罐，扣拔在中极穴上，留罐 5~10 分钟。

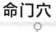命门穴　　　腰阳关穴　　　关元穴　　　中极穴

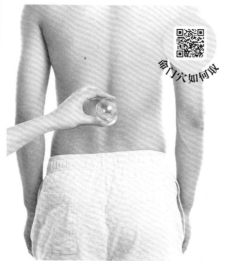

命门穴如何取

肌肉丰厚处，拔罐时间可稍长。

拔罐命门穴

拔罐命门穴，留罐 5~10 分钟。起罐后再用艾条温和灸命门穴 5 分钟。

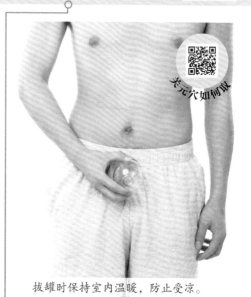

关元穴如何取

拔罐时保持室内温暖，防止受凉。

拔罐关元穴

拔罐关元穴，留罐 5~10 分钟。起罐后再用艾条温和灸关元穴 5 分钟。

瘀阻络脉型阳痿

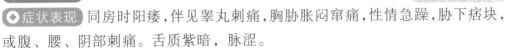

💗发病原因 瘀血阻于宗筋络脉，发为阳痿。

➕症状表现 同房时阳痿，伴见睾丸刺痛，胸胁胀闷窜痛，性情急躁，胁下痞块，或腹、腰、阴部刺痛。舌质紫暗，脉涩。

🔅治法 活血通窍。

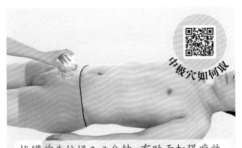

拔罐前先按揉 2~3 分钟，有助于加强疗效。

拔罐中极穴

选择大小适宜的火罐，在中极穴处吸拔，留罐 5~10 分钟。

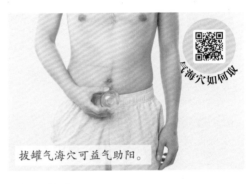

拔罐气海穴可益气助阳。

拔罐气海穴

选择大小合适的火罐，吸拔气海穴，留罐 5~10 分钟。

中极穴　　足三里穴　　气海穴　　肾俞穴

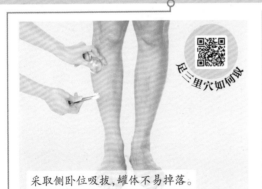

采取侧卧位吸拔，罐体不易掉落。

拔罐足三里穴

选择大小合适的火罐，吸拔足三里穴，留罐 5~10 分钟。

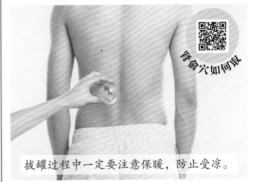

拔罐过程中一定要注意保暖，防止受凉。

拔罐肾俞穴

选择大小合适的火罐，在肾俞穴处吸拔，留罐 5~10 分钟。

气滞肝郁型阳痿

气滞肝郁型阳痿

💗发病原因 情志不调致肝失条达，气机不畅，脉络不张，血液不充，则阳痿；或猝受惊恐，心肾不交，茎失所主，导致痿软不用。

➕症状表现 临房不举，睡中自举。兼见抑郁烦闷，胸胁胀满或窜通，或嗳气太息。舌质淡、苔薄白，脉弦或弦细。

🕐治法 疏肝解郁。

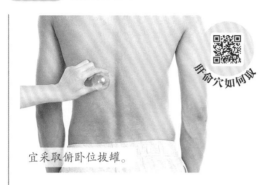
宜采取俯卧位拔罐。

拔罐肝俞穴
选择大小合适的火罐，在背部膀胱经走罐，至皮肤发红为度。走罐后在肝俞穴处吸拔，留罐 5~10 分钟。

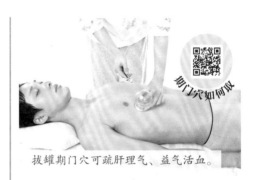
拔罐期门穴可疏肝理气、益气活血。

拔罐期门穴
将大小合适的火罐吸拔在期门穴上，留罐 5~10 分钟。

肝俞穴　　　　　　　**期门穴**　　　　　　　**志室穴**

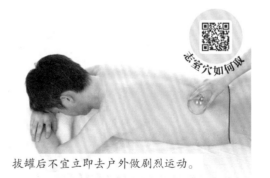
拔罐后不宜立即去户外做剧烈运动。

拔罐志室穴
选择大小合适的抽气罐，在志室穴处吸拔，留罐 5~10 分钟。

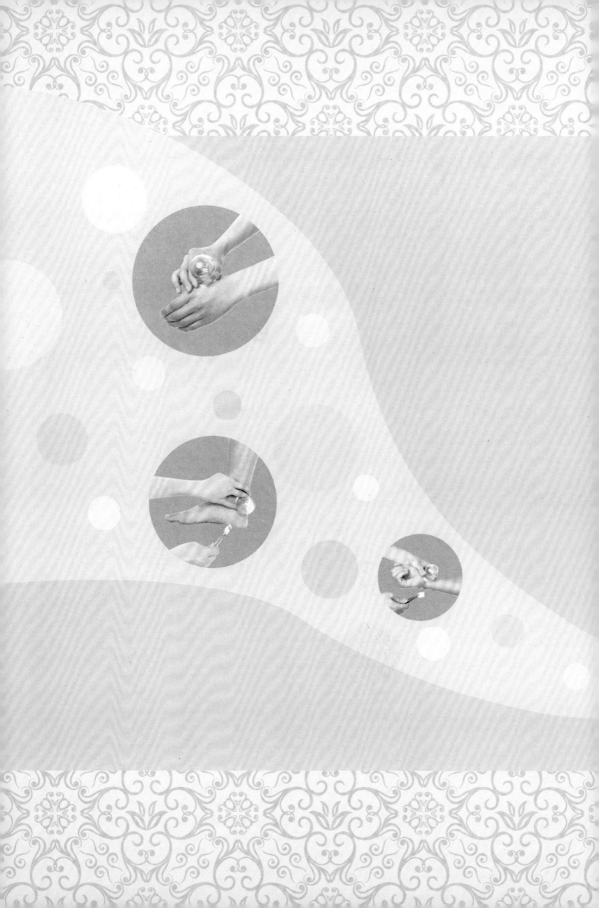

第七章

日常拔罐，保健养生

由于生活节奏较快、压力大，人们常感到身体疲惫、精神紧张、身心失调，而且普遍处于一种亚健康状态。有的表现为身体疲劳，身体局部或周身酸痛；有的情绪出现异常，难以自制，产生精神紧张综合征等。中医认为"正气存内，邪不可干"。正气强则抗病能力强，生活中可通过多种方法增强人体正气，提高健康水平。中医拔罐就是一种非常有效、简单、方便的保健方法。

健脾和胃

　　生活节奏的加快使人们经常饮食不规律，甚至暴饮暴食，导致各种胃部疾病，而这些因素也会造成脾虚。研究表明，通过拔罐来刺激人体相应穴位可以行气活血，健脾和胃。

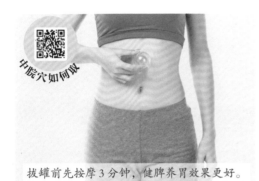

拔罐前先按摩 3 分钟，健脾养胃效果更好。

拔罐中脘穴

选择大小合适的火罐，在中脘穴处吸拔，留罐 5~10 分钟，至皮肤潮红为度。

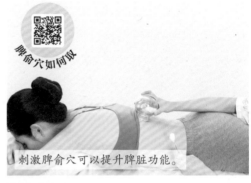

刺激脾俞穴可以提升脾脏功能。

拔罐脾俞穴

选择大小合适的火罐，在脾俞穴处吸拔，留罐 5~10 分钟，至皮肤潮红为度。

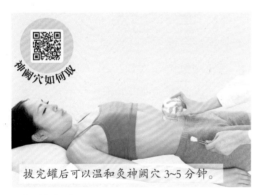

拔完罐后可以温和灸神阙穴 3~5 分钟。

拔罐神阙穴

选择大小合适的火罐，在神阙穴处吸拔，留罐 5~10 分钟，至皮肤潮红为度。

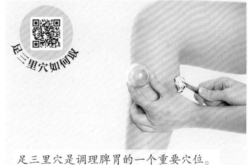

足三里穴是调理脾胃的一个重要穴位。

拔罐足三里穴

选择大小合适的火罐，在足三里穴处吸拔，留罐 5~10 分钟，至皮肤潮红为度。

| 健脾和胃调理方法 | 1. 多吃蔬果，少吃辛辣、生冷、油腻食物。
2. 鼓漱咽津：闭嘴，用舌沿牙齿边缘上下搅动各 12 次，然后闭嘴鼓腮，做漱口动作，待口中津液充满时，徐徐咽下。
3. 适当参加户外锻炼，增强体质。 |

养心安神

心神不安常见症状有心悸易惊、健忘失眠、精神恍惚、多梦遗精、口舌生疮、大便燥结等，在相关穴位拔罐能够缓解心神不安，达到养心安神的目的。

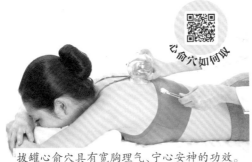

拔罐心俞穴具有宽胸理气、宁心安神的功效。

拔罐心俞穴

选择大小合适的火罐，在心俞穴处吸拔，留罐 5~10 分钟。

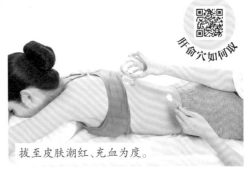

拔至皮肤潮红、充血为度。

拔罐肝俞穴

在背部膀胱经连续走罐，然后在肝俞穴处吸拔，留罐 5~10 分钟。

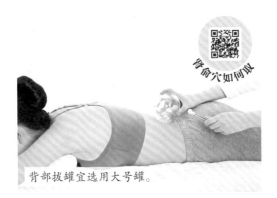

背部拔罐宜选用大号罐。

拔罐肾俞穴

选择大小合适的火罐，在肾俞穴处吸拔，留罐 5~10 分钟，以皮肤潮红为度。

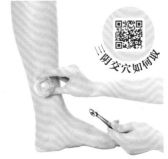

罐口不宜烧太热。

拔罐三阴交穴

选择大小合适的火罐，吸拔三阴交穴，留罐 5~10 分钟。

养心安神调理方法

1. 平时要注意多休息和做适量的有氧运动，以促进身体血液循环，改善神经功能。
2. 注意调节饮食，多吃新鲜蔬菜、水果以及一些养心安神的食物，比如桂圆、大枣等，少吃辛辣刺激性食物，忌烟酒。
3. 保证充足的睡眠并提高睡眠质量，避免熬夜。

排毒通便

拔罐可促进气血循环，加快新陈代谢，同时，也可加快胃肠蠕动，促进大便通畅。

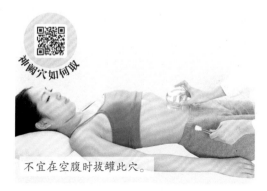

不宜在空腹时拔罐此穴。

拔罐神阙穴

选择大小合适的火罐，在神阙穴处吸拔，留罐5~10分钟，至皮肤潮红为度。

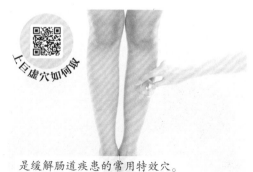

是缓解肠道疾患的常用特效穴。

拔罐上巨虚穴

先用拇指指腹按揉上巨虚穴3分钟，以有酸痛感为宜，再选择大小合适的火罐吸拔在上巨虚穴上，留罐5~10分钟。

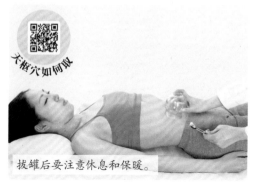

拔罐后要注意休息和保暖。

拔罐天枢穴

选择大小合适的火罐，在天枢穴处吸拔，留罐5~10分钟。

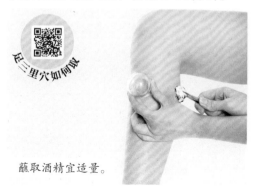

蘸取酒精宜适量。

拔罐足三里穴

选择大小合适的火罐，在足三里穴处吸拔，留罐5~10分钟。

**排毒通便
调理方法**

1. 应避免过食煎炒、辛辣刺激类食物，也不可过食寒凉、生冷食物。应多食粗粮和水果蔬菜，多饮水。

2. 避免精神紧张，根据身体情况适当活动，以促进胃肠蠕动，有助于大便通畅。

3. 每晚睡前按揉太冲穴和行间穴，坚持敲打肝经、胆经，可起到疏通经络、排出毒素的作用。

瘦身降脂

拔罐减肥是通过刺激穴位、疏通经络，加强脾肾功能、扶正祛邪来达到减肥这一目的。它是根据肥胖的位置选择合适的穴位，局部取穴循经疏导，促进局部代谢，消除局部脂肪，起到瘦身降脂的作用。

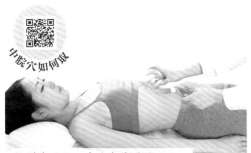

拔罐中脘穴具有消食导滞的功效。

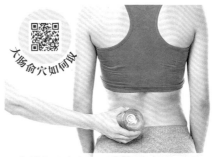

拔罐大肠俞穴可理气降逆、调和肠胃。

拔罐中脘穴

选择大小合适的火罐，吸拔中脘穴，留罐 5~10 分钟，以皮肤潮红为度。

拔罐大肠俞穴

选择大小合适的火罐，在大肠俞穴处吸拔，留罐 5~10 分钟。

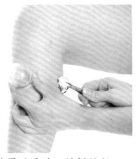

拔罐足三里穴可促进胃肠蠕动，缓解便秘。

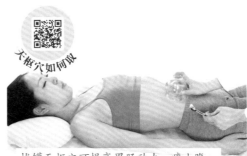

拔罐天枢穴可提高胃肠动力，瘦小腹。

拔罐足三里穴

选择大小合适的火罐，在足三里穴处吸拔，留罐 5~10 分钟。

拔罐天枢穴

选择大小合适的火罐，在天枢穴处吸拔，留罐 5~10 分钟。

瘦身降脂调理方法

1. 少吃高热量的食物，少喝罐装饮料。
2. 保证睡眠充足，多参加体育运动。
3. 多喝水，以促进人体新陈代谢，加速脂肪、代谢产物等物质的排出。

补肾强腰

从古至今，补肾似乎是男性的"专利"，事实上，失眠多梦、腰膝酸软这些女性常出现的症状都与肾有关。女性要行经、生产、哺乳，这些都会消耗肾精，日常可以通过拔罐刺激人体穴位来补充肾气，调理精气神。

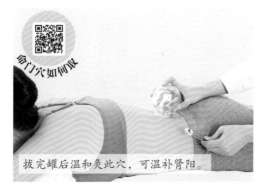

拔完罐后温和灸此穴，可温补肾阳。

拔罐命门穴

选择大小合适的火罐，在命门穴处吸拔，留罐 5~10 分钟，以皮肤潮红为度。

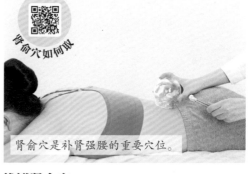

肾俞穴是补肾强腰的重要穴位。

拔罐肾俞穴

选择大小合适的火罐，在肾俞穴处吸拔，留罐 5~10 分钟，以皮肤潮红为度。

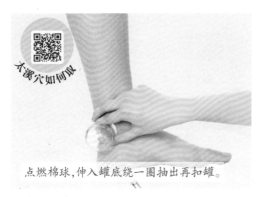

点燃棉球，伸入罐底绕一圈抽出再扣罐。

拔罐太溪穴

选择大小合适的火罐，在太溪穴处吸拔，留罐 5~10 分钟。

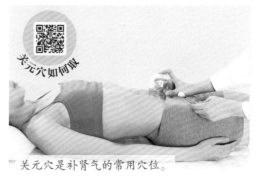

关元穴是补肾气的常用穴位。

拔罐关元穴

选择大小合适的火罐，在关元穴处吸拔，留罐 5~10 分钟，以皮肤潮红为度。

补肾强腰调理方法

1. 平时经常做八段锦、五禽戏等运动，有利于养肾。
2. 适当多吃一些木耳、黑豆等黑色食物。
3. 经常按摩后背的肾俞穴、命门穴，也有助于补肾。
4. 肚脐下方有很多补元气的穴位，如关元穴、气海穴，可经常按摩。

美容养颜

皮肤的润泽是依赖气血津液来濡养的，如果气血津液亏虚，肌肤就会晦暗、无光泽。脾肺的功能与气、血、津液的运行关系密切，适当进行拔罐能够促进气血运行，调节脾肺功能，充实气血，使肌肤重现光泽。

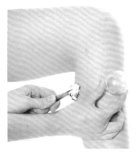

拔罐足三里穴可健脾气，改善气色。

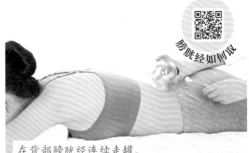

在背部膀胱经连续走罐。

拔罐足三里穴

选择大小合适的火罐，吸拔足三里穴，留罐5~10分钟。

拔罐膀胱经

选择大小合适的火罐，在背部膀胱经连续走罐，至皮肤发红为度。

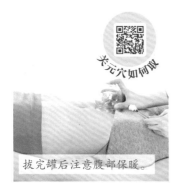

拔完罐后注意腹部保暖。

拔罐血海穴可补气养血。

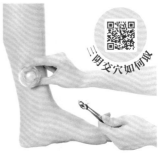

拔罐三阴交穴可行气活血。

拔罐关元穴

选择大小合适的火罐，吸拔关元穴，留罐5~10分钟。

拔罐血海穴

选择大小合适的火罐，吸拔血海穴，留罐5~10分钟。

拔罐三阴交穴

选择大小合适的火罐，吸拔三阴交穴，留罐5~10分钟。

美容养颜调理方法

1. 经常运动，保持充足睡眠。
2. 光线强烈时，应涂抹防晒霜。
3. 少喝咖啡、浓茶，多吃补血养颜的食物，如大枣、桑葚等，多饮水。

缓解疲劳

　　经常疲劳的人在没有很大的体力和脑力消耗时却感觉疲惫，常伴随有睡眠质量差、头晕头痛、肌肉酸痛等症状。拔罐能疏经通络、促进气血运行，改善疲劳症状。

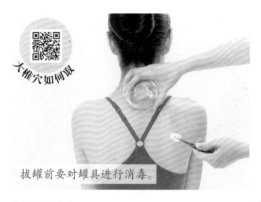

拔罐前要对罐具进行消毒。

拔罐大椎穴

选择大小合适的火罐，在大椎穴处吸拔，留罐 5~10 分钟。

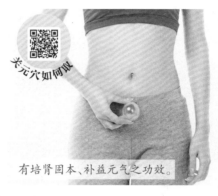

有培肾固本、补益元气之功效。

拔罐关元穴

选择大小合适的火罐，吸拔关元穴，留罐 5~10 分钟。

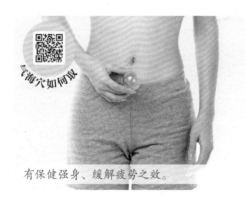

有保健强身、缓解疲劳之效。

拔罐气海穴

选择大小合适的火罐，吸拔气海穴，留罐 5~10 分钟。

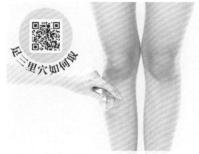

能调节身体免疫力，增强抵抗力。

拔罐足三里穴

先用拇指指腹按揉足三里穴 2~3 分钟，再选择大小适宜的火罐吸拔，留罐 5~10 分钟。起罐后再用艾条温和灸 3~5 分钟，直到有温热感为宜。

缓解疲劳调理方法

1. 学会劳逸结合，以积极向上的态度对待工作和生活，有助于缓解疲劳。

2. 坚持体育锻炼，安排科学合理的饮食，多吃新鲜蔬菜和水果。